RECHERCHES CLINIQUES

SUR LE

RHUMATISME ARTICULAIRE AIGU

ANATOMIE PATHOLOGIQUE, DIAGNOSTIC, SYMPTOMES,
PÉRICARDITE, ENDOCARDITE, MÉNINGITE CÉRÉBRALE ET RACHIDIENNE
DE NATURE RHUMATISMALE.

Par le Dr Ernest AUBURTIN

ANCIEN CHEF DE CLINIQUE DE LA FACULTÉ DE MÉDECINE DE PARIS À L'HÔPITAL
DE LA CHARITÉ.

« Tant que la médecine n'a eu pour base que des spéculations de l'esprit, des hypothèses métaphysiques, des systèmes conçus à *priori*, au lieu d'être déduits de l'observation des faits, la thérapeutique n'a été qu'un recueil de formules empiriques, complexes, absurdes, de pratiques superstitieuses et cabalistiques. L'ère anatomique ouverte par Morgagni et si glorieusement continuée de nos jours par tant d'hommes éminents dont chacun sait les noms ; les immortels travaux de Haller, l'impulsion donnée à la philosophie des sciences par l'illustre Bacon, ont inauguré des méthodes de curation plus simples, plus efficaces, et une thérapeutique rationnelle dont la médecine française peut se proclamer, avec un légitime orgueil, le représentant le plus intelligent et le plus éclairé. » (LOUIS FLEURY. *Traité pratique et raisonné d'hydrothérapie.*)

La première était de ne recevoir jamais aucune chose pour vraie que je ne la connusse évidemment être telle ;..........
(DESCARTES. *Discours de la méthode.*)

PARIS

ADRIEN DELAHAYE, LIBRAIRE-ÉDITEUR

Place de l'École-de-Médecine, 23

1860

RECHERCHES CLINIQUES

SUR LE

RHUMATISME ARTICULAIRE AIGU

IMPRIMERIE DE W. REMQUET ET Cie, RUE GARANCIÈRE, 5.

RECHERCHES CLINIQUES

SUR LE

RHUMATISME ARTICULAIRE AIGU

—

ANATOMIE PATHOLOGIQUE, DIAGNOSTIC, SYMPTOMES.

PÉRICARDITE, ENDOCARDITE, MÉNINGITE CÉRÉBRALE ET RACHIDIENNE

DE NATURE RHUMATISMALE.

—

Par le Dr Ernest AUBURTIN

ANCIEN CHEF DE CLINIQUE DE LA FACULTÉ DE MÉDECINE DE PARIS A L'HÔPITAL
DE LA CHARITÉ.

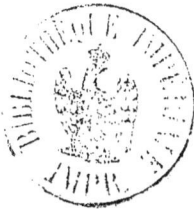

« Tant que la médecine n'a eu pour base que des spéculations de l'esprit, des hypothèses métaphysiques, des systèmes conçus à *priori*, au lieu d'être déduits de l'observation des faits, la thérapeutique n'a été qu'un recueil de formules empiriques, complexes, absurdes, de pratiques superstitieuses et cabalistiques. L'ère anatomique ouverte par Morgagni et si glorieusement continuée de nos jours par tant d'hommes éminents dont chacun sait les noms ; les immortels travaux de Haller, l'impulsion donnée à la philosophie des sciences par l'illustre Bacon, ont inauguré des méthodes de curation plus simples, plus efficaces, et une thérapeutique rationnelle dont la médecine française peut se proclamer, avec un légitime orgueil, le représentant le plus intelligent et le plus éclairé. »   (**LOUIS FLEURY**. *Traité pratique et raisonné d'hydrothérapie.*)

La première était de ne recevoir jamais aucune chose pour vraie que je ne la connusse évidemment être telle ;...........
(**DESCARTES**. *Discours de la méthode.*)

PARIS

ADRIEN DELAHAYE, LIBRAIRE-ÉDITEUR
Place de l'École-de-Médecine, 23
1860

PRÉFACE

Ces recherches sur le rhumatisme articulaire aigu ont déjà paru dans le *Progrès*, elles n'étaient pas destinées à sortir des limites de quelques articles de journaux, lorsque des confrères, et plusieurs de mes maîtres, peut-être trop indulgents, m'ont engagé à donner plus d'extension à mon travail, sentant que l'importance même du sujet réclamait une étude complète et approfondie.

A mesure que j'ai avancé, j'ai vu l'horizon s'agrandir devant moi ; aussi j'ai pensé qu'il était préférable pour le moment de ne m'occuper que de quelques points seulement de la question, afin de les étudier avec tout le développement nécessaire, et de donner à mon travail une base large et solide.

Après avoir mis sous les yeux du lecteur des considérations générales relatives à l'anatomie et à la physiologie des membranes séreuses, j'ai abordé l'étude de l'anatomie pathologique, du diagnostic et des symptômes du rhumatisme. Dans ce dernier chapitre, j'ai dû m'occuper surtout de la coïncidence des phlegmasies des synoviales articulaires avec toutes les séreuses. Je ne me suis pas contenté de démontrer l'existence de la péricardite et de l'endocardite rhumatismales, mises en doute à une certaine époque, mais reconnues aujourd'hui par tous les véritables cliniciens, je me suis encore efforcé d'établir la fréquence et le rôle si important de ces affections, puis j'ai comparé la modalité des autres séreuses par rapport à l'arthrite rhumatismale. Je me suis occupé avec un soin tout particulier du *rhumatisme cérébral*, question pleine d'actualité, et c'est à cette partie de mon travail que j'ai donné le plus de déve-- loppement.

Je sens qu'ici on peut m'adresser quelques reproches, et entre autres celui de m'être souvent répété, on pensera que j'aurais pu condenser davantage ma pensée. J'ai craint, en m'occupant trop de la forme, de sacrifier un peu le fond ; le sujet que j'avais à étudier présentait plusieurs difficultés, avant tout, je me suis efforcé d'être clair et j'ai cherché à dégager mes idées de fausses interprétations ; je n'ose me flatter d'avoir toujours atteint mon but.

J'espère que dans la discussion, quelquefois un peu animée, j'en conviens, on ne verra d'autre passion que celle de la vérité scientifique. Si j'ai accordé une large part à la réfutation des doctrines trop souvent enfantées par l'imagination, laissant à l'écart l'observation sévère des faits cliniques, ce n'est pas pour m'être donné la puérile satisfaction de livrer quelques escarmouches, non, c'est parce que je suis convaincu que « *la science consiste autant dans la* « *réfutation des faux principes* [*que dans la connaissance des* « *véritables.* » Ces judicieuses paroles de l'illustre jurisconsulte Merlin s'appliquent à l'étude de la médecine aussi bien qu'à celle du droit.

Je n'ai pas borné mes recherches aux travaux contemporains, j'ai abondamment puisé dans ceux de Sydenham, de Cullen, de Pringle, de Van-Swieten, de Scudamore, etc. La vérité, je me suis attaché à ses pas partout où j'ai pu la trouver, ayant sans cesse à l'esprit cette pensée d'un auteur qui est notre maître à tous : « *Liberam profiteor medicinam ; nec ab antiquis sum nec a novis ; utrosque, ubi veritatem colunt, sequor.* »

Paris, 14 juillet 1860.

Ernest AUBURTIN.

RECHERCHES CLINIQUES

L'ARTHRITE RHUMATISMALE

Depuis un demi-siècle, bien des travaux ont été publiés sur *l'arthrite rhumatismale* par des hommes haut placés dans la science; il semblerait donc que la question dût avoir reçu aujourd'hui tout le développement qu'elle comporte, qu'elle dût être pour tous définitivement résolue, et que de nouvelles recherches soient surannées. Si cependant on jette un coup d'œil autour de soi, on ne tarde pas à être convaincu que la plus grande confusion règne encore parmi beaucoup de médecins, et l'on a pu s'en faire une idée à l'occasion de la discussion engagée en 1850 devant l'Académie de médecine, à la suite d'un rapport de MM. Bricheteau et Martin-Solon, sur un mémoire de M. Dechilly, relatif au traitement du *rhumatisme articulaire aigu* au moyen des vésicatoires volants. Depuis cette époque, bien des publications ont encore vu le jour, et, dans presque toutes, on confond sous le nom générique de *rhumatisme* des états morbides parfaitement distincts les uns des autres.

Je n'ai pas l'intention, dans ce travail, d'examiner toutes les affections désignées sous le nom de *rhumatisme*, il faudrait passer en revue presque tout le cadre nosologique; je me contenterai d'étudier avec soin *l'arthrite rhumatismale;* je chercherai, en m'appuyant sur les travaux des hommes compétents et sur les faits cliniques que j'ai recueillis pendant mon séjour dans les hôpitaux, à établir *le siége, les causes, la nature* et *le traitement* de l'état organopathique qui nous occupe.

Toutefois, je ne me fais pas d'illusions sur le résultat de mes efforts, et si les travaux de tant d'hommes illustres n'ont pu dissiper les ténèbres, il serait bien téméraire à moi de compter sur un si grand succès; je sais combien la conviction est difficile à porter dans les esprits, combien plus difficile encore est-il de détruire les préjugés qui agissent dans le sens de ces instruments destinés à repousser les rayons lumineux.

Dans la plupart des ouvrages écrits avant le commencement de ce siècle, l'anatomie pathologique ne figure que comme tête de chapitre : aussi l'histoire de presque toutes les maladies est-elle incomplète. Pour quelques médecins de nos jours, cet œil de la médecine, comme l'appelle Frédéric Hoffman, forme encore une *case vide* dans l'histoire de *l'arthrite rhumatismale.* Nous espérons démontrer, dans ce travail, que l'anatomie pathologique, qui est venue porter son flambeau sur tant de points de la science, n'a pas laissé dans l'obscurité la maladie que nous allons étudier. En médecine, il ne suffit pas d'*affirmer*, de *jurer sur la parole du maître,* il faut appuyer ses opinions sur des faits complets, bien observés: aussi avant de décrire les altérations pathologiques que l'on trouve dans *l'arthrite rhumatismale,* présenterons-nous des observations qui serviront de base à notre description.

L'anatomie et la physiologie offrent des liens si étroits avec l'anatomie pathologique et la physiologie pathologique, que nous pensons utile de faire précéder la question pathologique de quelques considérations sur la texture anatomique des différents tissus qui entrent dans la composition d'une articulation; cela nous aidera à comprendre certains faits longtemps mal interprétés et aujourd'hui bien fixés dans la science.

Dans ces derniers temps, l'anatomiste, armé du microscope, a poussé plus avant ses investigations; je ne le suivrai pas dans tous ses détails, je me contenterai de mentionner les découvertes qui se rapportent plus directement au côté pratique de mon sujet. L'anatomie et la physiologie sont unies à la pathologie par des liens si intimes que si l'on suivait l'évolution de notre science depuis les immortels travaux de Morgagni, Bichat, Prost, Pinel, Corvisart, Broussais, Dupuytren, etc., etc., il serait facile de démontrer combien d'erreurs en anatomie et en physiologie ont entraîné d'erreurs correspondantes en pathologie, et combien à toutes les époques l'idée d'une doctrine a engendré un système en médecine (1). Pour ne pas aller chercher d'exemple en dehors du sujet qui nous occupe, nous ferons remarquer que les deux idées contraires de Haller et de Bichat touchant le tissu fibreux ont donné naissance pour *l'arthrite rhumatismale* à deux doctrines. Bichat avait placé ce tissu parmi ceux qui jouissent d'une sensibilité exquise, et susceptibles d'inflammation. Cette idée physiologique a dominé longtemps et domine encore, malgré les belles recherches de M. Richet, l'esprit d'un certain nombre de médecins, qui font du tissu fibreux le siége exclusif de *l'arthrite rhumatismale*.

M. Roche, dans un mémoire récemment publié sur *la paralysie du nerf facial*, s'étend sur quelques considérations relatives au rhumatisme; il déplore les abstractions métaphysiques qui n'ont abouti qu'à obscurcir son histoire, qu'à la rendre pleine de doute et d'incertitude; il repousse toutes les inventions des chercheurs de spécifiques, mais il tombe dans une erreur que nous regrettons, et qui se rattache à cette idée de Bichat dont nous parlions plus haut, quand il dit : « Le véritable rhumatisme est une inflammation franche du *tissu fibreux des articulations*, qui doit au peu de vascularité de ce tissu blanc et à sa condensation extrême, si ce n'est à l'absence totale de tissu cellulaire dans sa texture, la faible injection sanguine, le peu de rougeur et la rareté des suppurations qui l'accompagnent ou la suivent (2). » Ces quelques exemples justifieront, je pense, mon désir de faire précéder l'histoire de *l'arthrite rhumatismale* de quelques considérations sur l'anatomie et la physiologie du tissu séreux et du tissu fibreux des articulations ; nous ferons de fréquents emprunts à l'excellent mémoire de M. Richet sur *les tumeurs blanches*, mémoire couronné dans la séance annuelle de l'Académie de médecine, en 1851.

(1) Depuis un certain nombre d'années, le mot *système* semble avoir été pris en mauvaise part ; il a été la cause de bien des disputes ; aussi pour éviter toute équivoque nous entendons avec Condillac par *système, la disposition méthodique des différentes connaissances dont se compose une science.*

(2) Roche. *Mémoire sur la paralysie du nerf facial*, page 24, 1858.

ANATOMIE DE TEXTURE DES DIFFÉRENTS ÉLÉMENTS ANATOMIQUES QUI ENTRENT DANS LA COMPOSITION DES ARTICULATIONS.

Toute articulation est formée par deux éléments différents : le squelette et les parties molles. Mon but n'est pas de tracer l'histoire complète de l'un et de l'autre, j'insisterai seulement sur les points qui peuvent avoir quelque intérêt pour le sujet qui m'occupe. Je laisserai de côté tout ce qui est relatif au squelette, lequel comprend le tissu osseux et le tissu cartilagineux, et je m'occuperai avec soin des parties molles qui comprennent le tissu fibreux intra et extra-articulaire et le tissu séreux. Le tissu fibreux entre pour une large part dans la composition des articulations ; il sert de moyen d'union entre les parties osseuses, il est destiné à soutenir la synoviale. Composé de fibres albuginées, celles-ci sont tantôt disposées parallèlement, tantôt entre-croisées et comme formant une trame ; elles sont unies entre elles par un tissu cellulaire très-délié et parcouru par de très-rares vaisseaux. Les recherches les plus minutieuses n'ont pu faire découvrir des nerfs ; je sais bien que l'on a pu suivre quelques filets du pathétique dans la dure-mère, mais je ne m'occupe ici que du tissu fibreux propre aux articulations, et il est complétement insensible aux agents physiques et chimiques ; plus loin, nous verrons combien les expériences souvent répétées de M. Richet sont en opposition avec celles de Bichat, qui prétendait que les ligaments insensibles aux excitants chimiques manifestent une certaine sensibilité aux excitants physiques, telles que la torsion et la distension exagérée. Lorsque l'on examine au microscope le tissu fibreux, il se présente sous l'aspect de tissu cellulaire, ce qui l'a fait placer par Henle dans la classe de ce tissu à l'état condensé.

Voyons maintenant si les expériences faites dans le but d'éclairer le côté physiologique vont être d'accord avec ce que l'anatomie nous apprend touchant le tissu fibreux. Là où nous avons vu à peine quelques traces de vaisseaux, allons-nous trouver les signes évidents d'un travail inflammatoire ? Là, où l'anatomiste n'a pu rencontrer de filets nerveux, pourrons-nous trouver ce tissu sensible ? En un mot, allons-nous voir l'anatomie et la physiologie en désaccord ?

M. Richet déclare que par des injections irritantes dans les cavités articulaires, que par des dilacérations il n'a jamais pu provoquer une inflammation franche du tissu fibreux. Dans les nombreuses recherches auxquelles il s'est livré sur les tumeurs blanches et à tous les degrés, il n'a pu découvrir la moindre trace d'injection. Lorsque nous nous occuperons de l'anatomie pathologique de l'arthrite rhumatismale, nos propres observations seront d'accord avec celles de M. Richet, et nous verrons aussi que dans celles que renferme l'ouvrage de M. Bouillaud, nulle part il n'est question d'inflammation du tissu fibreux. Comment donc faire concorder les doctrines de Pinel, de Bichat, de M. Chomel, celles de M. Roche dont nous avons parlé plus haut, avec ce que nous savons touchant l'anatomie et la physiologie du tissu fibreux ? Comment expliquer dans l'arthrite rhumatismale cette nature inflammatoire avec cette absence de vaisseaux, ces douleurs si vives avec l'absence de nerfs ? N'est-ce pas parce que l'on n'a jamais pu démontrer l'inflammation du tissu fibreux que les auteurs dont nous venons de parler l'ont considérée comme étant d'une nature spéciale, *sui generis* comme ils l'appellent ?

Membranes synoviales. Les membranes synoviales ont été divisées en *vraies* et en *fausses*, suivant que l'on rencontre un épithélium ou qu'il fait défaut. Il n'y a que les membranes séreuses des cavités splanchniques et celles qui tapissent l'intérieur des articulations qui soient composées de deux couches superposées ; l'une forme le derme et l'autre l'épiderme. Ces membranes présentent donc des différences assez notables au point de vue histologique, suivant qu'elles appartiennent aux bourses sous-cutanées, aux tendons ou bien aux articulations ; c'est surtout de ces dernières que nous allons nous occuper.

Les membranes séreuses articulaires ont été longtemps confondues avec les ligaments ; cependant Nesbitt et W. Hunter avaient déjà remarqué qu'elles forment une membrane distincte ; mais c'est surtout Bichat, dans son *Traité des membranes*, qui a fixé sur ce point l'attention des anatomistes. La manière dont elles se comportent par rapport à la surface libre des cartilages a été longtemps l'objet de controverses entre les anatomistes ; cette question a une grande importance au point de vue de la pathogénie de certaines affections, mais elle ne se rattache qu'assez indirectement à notre sujet; nous n'examinerons donc pas les opinions de Nesbitt, Hunter, Bichat, Blandin, de MM. Velpeau et de Blainville.

Les membranes synoviales sont constituées par deux feuillets: l'un superficiel composé de cellules pavimenteuses et complétement inorganisé; l'autre profond, composé de tissu cellulaire riche en vaisseaux et qui correspond au derme de la peau (1). Mascagni croyait y avoir découvert des vaisseaux lymphatiques, mais les récentes recherches de M. Sappey n'ont pu en montrer ni dans les synoviales, ni dans les autres membranes séreuses. On ignore encore le mode de distribution des nerfs dans les membranes synoviales.

Nous avons vu que dans les expériences de M. Richet, que dans les observations rapportées dans l'ouvrage de M. Bouillaud, nulle part, il n'est fait mention d'inflammation du tissu fibreux, et le résultat pouvait être indiqué à priori, les conditions anatomiques étant connues. Nous allons voir que pour les membranes synoviales les recherches de physiologie pathologique sont complétement en rapport avec les données anatomiques. Sur plusieurs chiens, M. Richet a ouvert un certain nombre d'articulations et voici ce qu'il a constaté: au bout de quatre à six heures, on pouvait déjà apercevoir une rougeur qui paraissait plus particulièrement appartenir au tissu sous-séreux, et après dix heures la membrane était dépolie. A ce sujet, M. Richet fait remarquer que jamais il n'a pu constater *cette sécheresse* de la membrane séreuse admise par presque tous les auteurs au premier degré de son inflammation; il pense que le bruit parcheminé que l'on entend est dû à la chute du feuillet épithélial, c'est-à-dire au dépolissement des surfaces séreuses. Vingt-quatre heures après, la rougeur paraissait plus superficielle et disséminée par plaques, la surface était recouverte d'une couche séro-sanguinolente. Trois jours après, il a trouvé du véritable pus, séreux, mal lié et qui s'écoulait à travers les lèvres de la plaie; quand avec un linge on essuyait la sur-

(1) Plusieurs auteurs, et Rudolphi entre autres, prétendent que le réseau vasculaire n'appartient pas aux membranes synoviales, mais bien au tissu sous-séreux. C'est là une simple dispute de mots à laquelle nous ne voulons pas nous arrêter. Ce qui n'est aujourd'hui contesté par aucun anatomiste, c'est qu'il n'y a qu'une partie des membranes séreuses qui ne reçoit pas de vaisseaux, c'est la plus superficielle, c'est l'épithélium.

face de la membrane séreuse, on distinguait de fines granulations semblables à celles que l'on rencontre à la surface interne des paupières chez les sujets atteints de blépharites anciennes. Vers le douzième jour, on apercevait sur la couche superficielle de la séreuse une *véritable pseudo-membrane* formant des adhérences avec les granulations synoviales. A une période plus avancée encore, la membrane synoviale était fongueuse et les cartilages au milieu de ce désordre conservaient leur aspect normal. Nous venons donc de voir le tissu sous-séreux commencer par s'injecter, la membrane synoviale rougir, le feuillet épithélial se détruire ; alors la membrane se dépolit, devient grenue, puis granuleuse et enfin fongueuse. Elle secrète un liquide séro-sanguinolent, qui devient vers le troisième jour un véritable pus. Nous ne voulons pas suivre les phases successives qui se déroulent lorsque la maladie passe de l'état aigu à l'état chronique ; nous ne voulons pas sortir des limites de notre travail, qui est d'examiner toutes les questions relatives seulement à *l'arthrite rhumatismale.*

CONSIDÉRATIONS GÉNÉRALES SUR L'ANATOMIE PATHOLOGIQUE.

Il serait temps, peut-être, d'entrer dans le cœur même de mon sujet ; mais le rôle de l'anatomie pathologique, si singulièrement apprécié par quelques médecins, m'engage à remonter un peu dans le passé pour chercher à bien apprécier son influence sur les progrès de la médecine. Si je parviens à montrer que les parties de la science les mieux connues sont celles dont l'anatomie pathologique est la plus avancée, on comprendra toute l'importance que j'attache à traiter avec développement ce chapitre relatif à *l'arthrite rhumatismale*, que quelques hommes considèrent encore comme formant une *case vide* dans l'histoire de cette maladie.

Si Haller a pu dire avec vérité que la physiologie n'est autre chose que l'anatomie vivante, *anatome animata,* Magendie était aussi en droit d'affirmer que la médecine n'est que la *physiologie de l'homme malade*, et qu'elle doit suivre la même direction que la première ; mais si la physiologie repose sur l'anatomie, la physiologie pathologique peut-elle avoir une autre base que l'anatomie pathologique ?

En ouvrant la plupart des ouvrages écrits à une époque antérieure à Morgagni et à Bichat, on voit que l'histoire des maladies se compose en grande partie du trouble apporté dans les fonctions, mais que l'anatomie pathologique n'est même pas mentionnée. A part les maladies dont la marche peut être pour ainsi dire suivie de l'œil, nous ne trouvons pas chez les anciens les matériaux propres à nous éclairer. On a peu ajouté en exactitude à la description que Sydenham a donnée de la variole, de la rougeole, de la scarlatine ; mais on regrette que pour les autres affections ce grand observateur, si justement surnommé l'Hippocrate anglais, ait été privé des précieuses données fournies par l'ouverture des cadavres.

Malgré les immenses progrès accomplis depuis l'ère nouvelle, et inaugurée par les deux hommes illustres dont nous venons de parler, aujourd'hui encore quelques médecins, appartenant à une école si spirituellement caractérisée du nom de *fantaisiste* par notre excellent ami, M. le docteur Fleury, refusent à l'anatomie pathologique le rang qu'elle doit désormais occuper dans la science ; ils aiment mieux lâcher le frein à leur imagination et se perdre dans je ne sais trop quelles abstractions de *spécificité*. Il est si facile de frapper l'esprit de la foule en exagérant une vérité ! Nous reviendrons d'ailleurs sur cette question en parlant de la nature de l'arthrite rhumatismale. — Il ne sera donc pas inutile de remonter un peu dans le passé et d'examiner si la plupart des grandes découvertes, si tant de questions qui naguère divisaient les meilleurs esprits et qui sont aujourd'hui définitivement résolues, ne le doivent pas aux progrès de l'anatomie pathologique qui, chaque jour, agrandit son cercle. Il serait facile de démontrer que chaque découverte anatomique a été une conquête pour la physiologie et la pathologie, et qu'aussi chaque découverte d'anatomie pathologique a puissamment contribué à nous éclairer sur la physiologie pathologique, partant à rendre plus exacte la notion de la maladie, et à nous conduire à une thérapeutique rationnelle, but final de la médecine.

La nosographie philosophique de Pinel marque déjà un progrès par rapport au livre de ses devanciers ; cet ouvrage forme pour ainsi dire la transition entre la médecine ancienne et la médecine moderne ; cependant, l'anatomie pathologique est comme non avenue. La doctrine de l'*essentialité* des fièvres a longtemps régné, et jusqu'en 1816 ralliait presque tous les médecins ;

voyons ce qu'elle est devenue depuis les travaux de Rœderer et Wagler, *sur la fièvre ou maladie muqueuse;* le livre de Prost : *Médecine éclairée par l'observation et l'ouverture des corps,* ouvrage si remarquable pour l'époque à laquelle il parut (1804) et trop oublié de nos jours ; celui de Petit et Serres sur la *fièvre entéro-mésentérique,* mais surtout depuis la grande révolution de 1816, accomplie par Broussais et formulée dans son *Examen de la doctrine généralement adoptée ;* plus tard enfin le livre de M. Louis, *Recherches sur la fièvre typhoïde,* est venu donner une consécration à l'œuvre des hommes dont nous venons de parler. La doctrine de Pinel a-t-elle repris son empire depuis Broussais? Qui oserait l'affirmer? Ceux même qui défendaient en 1821 l'*essentialité* des fièvres, abandonnaient leurs doctrines en 1829 devant l'autorité des faits. Dans une récente solennité on a voulu opposer M. Louis à Broussais et donner au premier la gloire d'une victoire sur le second. Sans doute, il faudrait avoir oublié quelques-unes des pages les plus vives, les plus brûlantes de l'*Examen des doctrines* pour penser que ces deux hommes ont sur tous les points de la maladie qui nous occupe une opinion parfaitement conforme; mais ils s'entendent au moins sous le point de vue fondamental, puisque tous deux renversent, et avec la même arme le dogme de l'*essentialité des fièvres.* M. Louis est si explicite qu'il ne peut y avoir de doute pour personne. « Aujourd'hui, dit-il, la confusion a cessé; on reconnaît que les fièvres de Pinel, à part la peste, *ne forment qu'une seule et même maladie dont le caractère anatomique consiste non dans une inflammation de l'estomac et de l'intestin, mais dans une lésion profonde et spéciale des plaques elliptiques de l'intestin grêle.* Ceux qui jusqu'alors avaient défendu avec le plus de vivacité la doctrine des fièvres ont abandonné leur manière de voir, et reconnu, pour la plupart, comme l'a fait M. Chomel en France, l'exactitude des faits que j'ai observés... L'étude de l'affection typhoïde du premier âge est venue donner une nouvelle sanction à nos recherches en montrant que cette maladie est la même, qu'elle *comprend toutes les fièvres de Pinel,* moins la peste, à tous les degrés de la vie (1). » Plus loin, M. Louis termine le paragraphe consacré à l'anatomie pathologique par ces mots : « Cette affection (celle des plaques elliptiques)

(1) Louis. *Recherches sur la fièvre typhoïde,* page XVI.

ayant été constante, ordinairement très-grave, toujours développée suivant la même loi, que la mort soit arrivée après huit jours de maladie ou après un intervalle de temps beaucoup plus long, est dans quelques cas pour ainsi dire la seule lésion, il faut non-seulement la considérer comme propre à l'affection typhoïde, mais comme *en formant le caractère anatomique, ainsi que les tubercules forment celui de la phthisie* (1). »

Aujourd'hui donc la question de *l'essentialité des fièvres,* telle qu'elle est développée dans la *Nosographie* de Pinel, n'est plus acceptée par personne, et n'est-ce pas à l'anatomie pathologique, aux progrès accomplis par elle que l'on doit d'être si bien fixé sur un point resté longtemps en litige? Est-ce que Broussais et M. Louis n'ont pas attaqué le même dogme? Pourquoi donc opposer l'un à l'autre? Sans doute Broussais a exagéré certaines vérités, il en a méconnu d'autres, mais sa part de gloire est assez belle pour que nous puissions saluer en lui l'un des représentants les plus illustres de la médecine contemporaine ; il a remporté des victoires que personne ne saurait lui contester; son *Examen de la doctrine la plus généralement adoptée,* et son *Histoire des phlegmasies chroniques* sont ses deux batailles de *Leuctres* et de *Mantinée,* qu'il aimait aussi à appeler *ses filles chéries.*

Si maintenant nous envisageons les maladies des organes contenus dans la cage thoracique, nous allons constater un progrès non moins réel que pour celles du tube digestif; il est dû aussi à l'anatomie pathologique. Que savions-nous d'exact, sur les affections du poumon, des bronches, des plèvres et du cœur avant l'immortelle découverte de Laennec? Les efforts de ses devanciers ont été suivis de peu de succès, et cela ne doit pas surprendre puisqu'ils étaient obligés de s'en tenir aux signes fournis par l'inspection des troubles des fonctions, et avec ces seules données le diagnostic précis des maladies de poitrine est impossible dans l'immense majorité des cas ; en effet, à combien d'états organopathiques différents ne se rattache pas la dyspnée par exemple? Laennec a donc doté la science d'un sens nouveau en permettant au médecin *de voir par l'ouïe;* mais sa découverte à jamais mémorable eût été frappée d'impuissance sans ses travaux anatomopathologiques, car comment aurait-il pu tirer une valeur pra-

(1) Louis, op. cit., page 199.

tique de tous les signes fournis par l'auscultation s'il ne les avait rapprochés de l'état des organes après la mort; en un mot, comment aurait-il pu faire de la physiologie pathologique sans anatomie pathologique? Que de conquêtes scientifiques depuis l'époque ou Baglivi était réduit à avouer l'impuissance de son art dans cette lamentable exclamation : *Quantum difficile est curare morbos pulmonum, quantum difficilius eosdem cognoscere!* Grâce à ces conquêtes, nous pouvons aujourd'hui avec un légitime orgueil lui substituer ces consolantes paroles : *Quantum facile est cognoscere morbos pulmonum, quantum possibile est eosdem curare!*

Que l'on ouvre l'ouvrage de Senac sur les maladies du cœur et l'on verra tous ses efforts pour fonder la connaissance des maladies de cet organe sur l'anatomie et la physiologie ; l'hypertrophie est, de toutes, celle qui est le mieux connue, et la raison, chacun la comprend. L'ouvrage de Corvisart laisse déjà loin derrière lui celui de Senac; tout le monde sait combien cet illustre observateur a contribué aux progrès de l'anatomie pathologique, mais il y avait une barrière infranchissable, la physiologie du cœur n'était pas connue et ne pouvait pas l'être avant la découverte de l'auscultation. Le livre de M. Bouillaud, *Traité clinique des maladies du cœur*, inaugure une ère nouvelle; l'anatomie et la physiologie de cet organe reposent sur leurs véritables bases, une maladie nouvelle est découverte, le diagnostic acquiert un degré de précision inconnu jusque-là, et tous ces progrès sont dus encore en grande partie à l'anatomie pathologique. Dans mes *Recherches cliniques sur les maladies du cœur*, je me suis efforcé de montrer combien les signes tirés du trouble des fonctions sont incapables, sans le secours des signes physiques, de conduire au diagnostic des maladies du cœur; j'ai fait voir que les mêmes désordres se rattachant à des états organopathiques quelquefois opposés ont été et sont encore, pour le médecin étranger aux connaissances anatomiques et physiologiques, une source incessante de graves erreurs qui provoquent l'emploi d'un traitement funeste. Pour ne citer ici qu'un exemple, chez combien de sujets anémiés et chlorotiques ne *croit-on* pas à une maladie organique du cœur parce qu'ils se plaignent de violentes palpitations et que l'impulsion de cet organe soulève la poitrine avec une force telle que l'on peut suivre pour ainsi dire de l'œil ses battements? L'erreur est cependant facile à éviter, et si elle est chaque jour commise, c'est que l'on néglige les données anatomo-physiologiques sans lesquelles tout diagnostic est *chancelant*, *incertain*, comme le dit Corvisart.

Avant les découvertes de Lower et de Bright en Angleterre, celles de M. Bouillaud en France, que savions-nous de précis sur les hydropisies? A quelles étranges théories Sydenham lui-même n'est-il pas réduit pour les expliquer? Il fait intervenir la *faiblesse du sang*, l'abus des liqueurs, *qui roidissent et froncent les fibres, l'âcreté des liquides*, etc., etc. Des expériences entreprises sur les animaux font connaître les fonctions des veines, des observations recueillies avec soin et accompagnées de recherches anatomo-pathologiques sont venues apporter la lumière au milieu du chaos, et aujourd'hui chaque hydropisie, loin de constituer une maladie, est plutôt le symptôme d'un état organopathique bien déterminé dans un grand nombre de cas.

Avant les travaux de Morgagni, de Gall, de Spurzheim, de Rochoux, d'Ollivier d'Angers, de Lallemand, de MM. Bricheteau, Rostan, Bouillaud, Longet, Foville, etc., nos connaissances sur l'anatomie, la physiologie et la pathologie des centres nerveux étaient réduites à bien peu de chose. C'est à l'anatomie pathologique que nous devons celles que nous possédons aujourd'hui non-seulement en pathologie, mais encore quelques-unes de celles qui se rattachent à l'anatomie et à la physiologie; Lallemand, dans ses *Lettres anatomo-pathologiques sur l'encéphale et ses dépendances*, s'efforce à chaque page de faire ressortir cette vérité.

L'entre-croisement des fibres du cerveau à l'origine de la moelle a été l'objet de nombreuses contestations entre les anatomistes; vaguement admis par Arétée pour expliquer un phénomène pathologique, décrit par Mistichelli et Dupetit, il fut encore nié par les uns, accepté par les autres, et c'est l'anatomie pathologique qui a fait cesser toute incertitude; c'est elle qui a fait justice des différents systèmes qui ont été émis sur les fonctions de la glande pinéale, du corps calleux, des ventricules latéraux, et c'est elle seule qui pourra complétement juger la question de l'entre-croisement des nerfs optiques; enfin l'anatomie pathologique n'est-elle pas plus appelée encore que l'anatomie comparée, dont je suis loin de nier les services rendus dans certains cas, à décider entre les idées des physiologistes touchant le siége des facultés intellectuelles? Les vivisections ne peuvent rien apprendre de bien positif sur les fonctions des lobes antérieurs du cerveau; c'est donc à l'anatomie et à la physiologie pathologique que ceux qui ne sont pas suffisamment éclairés devront aller demander de nouvelles lumières.

Malgré les travaux des savants dont nous venons de citer les noms, la pathologie des centres nerveux est loin d'être aussi avancée que celles des organes thoraciques et abdominaux ; nous allons en rechercher la cause, et nous verrons combien l'anatomie, la physiologie et la pathologie forment un trépied solide. Certes on ne s'est pas moins occupé de l'étude du cerveau que de celle des autres organes : philosophes, moralistes, anatomistes, praticiens ont cherché à lever le voile qui cache tant de fonctions mystérieuses, et il faut bien le dire, combien est petit le coin que l'on a soulevé ! Des difficultés inhérentes au sujet se présentent à chaque pas. Quel organe offre un tissu aussi mou, des rapports aussi nombreux, et une intrication plus difficile à débrouiller ? Enfin l'étude des affections cérébrales présente des obstacles que nous ne rencontrons pas pour les autres organes. Nous avons vu qu'à l'aide de la palpation, de la percussion, de l'auscultation, le diagnostic avait acquis, pour ceux contenus dans la cavité abdominale et thoracique, un degré de précision inconnu avant ces moyens d'investigation ; dans l'étude des affections cérébrales nous sommes réduits aux seuls symptômes extérieurs, et plus on s'occupe de médecine clinique, plus on demeure convaincu que l'élément douleur, que les sensations dont le malade rend compte, que le trouble des fonctions, sont des circonstances variables à l'infini et la source de fréquentes erreurs. Lallemand dont on ne saurait trop méditer les *Lettres* écrites dans un style d'une pureté qui aide à goûter son esprit éminemment philosophique, Lallemand, dis-je, a montré par de nombreuses observations que des altérations profondes peuvent se développer dans le cerveau, pourvu que ce soit avec une extrême lenteur, sans se manifester au-dehors par des phénomènes en rapport avec la gravité du mal ; que d'un autre côté il est susceptible de produire des symptômes effrayants par suite d'une irritation légère. La difficulté de retrouver après la mort, dans un certain nombre de cas, les traces des affections qui y avaient leur siége pendant la vie, contribue encore à rendre plus lents les progrès de la pathologie cérébrale ; l'apoplexie est la maladie la mieux connue dans sa marche et ses symptômes parce qu'elle est celle dont les altérations pathologiques sont les plus faciles à constater.

En voilà assez pour prouver que les affections qui ont été le mieux et le plus tôt connues sont celles dont la structure et les fonctions des organes étaient plus faciles à découvrir, dont l'anatomie pathologique était plus avancée.

Cette science n'a pas soumis seulement à son investigation les solides, mais elle a pénétré plus avant : tous les liquides de l'économie ont été étudiés avec soin ; le sang en particulier a été chez nous l'objet de travaux très-remarquables de la part de MM. Andral et Gavarret.

Avant de terminer ce court exposé, constatons que c'est en suivant cette voie inaugurée par Morgagni et Bichat et dans laquelle se sont engagés tant d'hommes illustres dont chacun sait les noms, que notre excellent ami M. le docteur Fleury a ouvert à la physiologie pathologique et à la thérapeutique un horizon nouveau ; grâce à ses efforts, à ses luttes qui auraient épuisé le courage de plus d'un médecin et dont le but était le progrès de la science et le soulagement de l'humanité, la médecine lui est redevable d'avoir transformé *une médication puissante, mais empirique, systématique, exclusive, aveugle, entachée d'ignorance ou de charlatanisme, en une médication rationnelle, méthodique, avouée par la science, en rapport avec l'état actuel de nos connaissances physiologiques et pathologiques.* Mais pour mener cette tâche à bonne fin, il fallait, à côté de la persévérance infatigable du savant, la conscience pure de l'homme dont parle Horace ; aussi la plus douce consolation de notre confrère est-elle d'avoir vu l'esprit public faire justice des attaques dirigées contre sa personne par les plus basses passions.

Nous venons de faire ressortir le rôle de l'anatomie pathologique, son influence sur les progrès de la médecine ; il nous reste maintenant à fixer ses limites. Il s'en faut bien qu'elle puisse à elle seule tout expliquer, il faut l'avoir étudiée et comprise pour savoir où elle s'arrête ; la grande classe des névroses, par exemple, a été bien peu éclairée de son flambeau et s'il n'était pas téméraire de juger l'avenir, nous pourrions presque dire qu'il n'est probablement pas réservé à l'anatomie pathologique de faire jaillir une égale lumière sur tous les points de la science. Aucun des représentants de l'école anatomo-physiologique n'a eu la pensée de faire de l'anatomie pathologique la seule base de la médecine, et on a déjà répondu à la tribune de l'Académie au reproche injuste adressé par quelques hommes à l'école de Paris, en l'appelant du nom de médecine cadavériste. Corvisart, l'un de ses représentants les plus illustres et qui lui assigne le rôle qu'elle doit occuper en médecine, proteste, dans tout le *discours préliminaire* de son livre sur *les maladies du cœur*, contre une médecine exclusivement basée sur les altérations cadavériques; ainsi donc, dit-il, « s'il est bien prouvé, comme l'ont pensé des auteurs dont l'opinion ne peut être récusée, que le défaut de connaissances précises et étendues en anatomie a nécessairement entraîné l'ignorance de la plus grande partie des lésions organiques, la proposition inverse s'offre d'elle-même : *Plus l'anatomie exacte sera cultivée par les médecins, plus ils parviendront ensuite, par de bonnes observations, à connaître et à constater avec certitude, parmi les maladies, un grand nombre de lésions organiques dont l'existence n'est pas même soupçonnée par la plupart d'entre eux.* Mais ce serait une grande erreur de penser que *l'anatomie cadavérique* suffit pour atteindre ce but, il s'en faut bien que la chose soit ainsi : le médecin qui n'unirait point la *physiologie* à *l'anatomie*, resterait toujours, à la vérité, un prosecteur plus ou moins adroit, mais il n'aurait jamais qu'une pratique chancelante et incertaine. Combien n'ai-je pas vu au lit des malades émettre de faux diagnostics, les uns accusant le foie, l'estomac, d'être malades, lorsque la poitrine était attaquée, et réciproquement; les autres prenant pour tout espèce d'hydropisie, pour l'asthme, une maladie du cœur... Quelle est la source de pareilles méprises? Je l'ai dit, c'est le défaut d'une bonne physiologie. Sans elle à quoi bon l'anatomie? ..... S'il ne compare pas constamment les phénomènes sensibles et propres de la vie et de la santé de chaque organe avec les dérangements que chacun d'eux présente dans sa lésion (c'est là ce qui constitue la physiologie pathologique, sans laquelle presque tout *est vague et incertain en médecine clinique*), jamais il n'arrivera à reconnaître d'une manière sûre les dérangements organiques menaçants ou confirmés..... C'est, je n'en doute point, à cette négligence de l'étude de l'*anatomie unie à la physiologie d'observation*, qu'il faut attribuer la propension de la plupart des jeunes médecins aux théories, aux systèmes, jusqu'à ce que l'expérience soit venue régulariser les seuls principes qu'ils doivent conserver, effacer de leur mémoire les mensongères impressions que l'imagination y avait gravées et remettre leur jugement sur la voie désertée de l'*expérience* et de l'*observation* (1). » Après avoir cité le texte de Corvisart, per-

---

(1) Corvisart, *Essai sur les maladies du cœur*, pages x, xi, xii, xvii, xviii.

sonne ne pourra lui adresser le reproche d'être un *médecin cadavériste :* il fait assez ressortir toute l'importance d'une bonne physiologie. Quant à Broussais, chacun sait avec quelle ardeur il a
poursuivi de sa plume une école qu'il appelait anatomo-pathologique et représentée à cette époque surtout par Laennec. Ce n'est
pas à cet illustre inventeur de l'auscultation qu'il serait juste de
reprocher une exagération anatomo-pathologique, lui à qui il est
arrivé de la méconnaître, de la nier quelquefois là où elle est
évidente. Etrange incertitude des opinions des hommes! s'écrie
M. Andral, plus Laennec avance dans l'anatomie pathologique,
plus il lui arrive souvent de la méconnaître. Cet esprit inflexible,
mais ardent, s'égarait quelquefois dans des illusions qu'entrete-
nait la lecture d'une école dont les théories devaient frapper un
esprit fait pour les comprendre et pour admirer combien elles
élèvent l'intelligence humaine ; mais non content de prendre dans
le vitalisme tout ce que le vitalisme renferme de vérités, il refu-
sait les nouveaux enseignements qui, en venant dégager le vitalisme de ses erreurs, l'ont par cela même restreint dans son application, mais l'ont cependant laissé comme une fraction de la
vérité.

Avant d'aborder l'anatomie pathologique de l'arthrite rhumatismale, je vais rapporter quatre observations de cette maladie
terminées par suppuration, et recueillies en quelques années.
J'aurais pu en ajouter d'autres, mais j'ai tenu à ne présenter que
des faits complets et dégagés de toutes complications.

OBSERVATION I (1). — *Rhumatisme aigu généralisé; plusieurs attaques anté-
rieures; plaques cartilagineuses et laiteuses à la surface du péricarde;
hypertrophie du cœur; pus dans l'articulation tibio-tarsienne.*

Le nommé Toiret, soixante-six ans, est entré au mois de juillet à l'hôpital
Cochin, service de M. Nonat. Cet homme, d'une assez forte constitution,
est un ancien militaire. Depuis l'âge de trente ans, il a eu, à plusieurs
reprises différentes, des attaques de rhumatisme caractérisées par un
gonflement des articulations. Il donne du reste des renseignements peu

(1) Macquet. *Dissertation inaugurale,* 1850. — *Recherches cliniques sur l'inflammation des membranes séreuses et synoviales.*

précis sur les antécédents de sa maladie. Depuis plusieurs années, il serait sujet à des attaques de goutte. M. Nonat a vu le malade en ville; il lui a fait des saignées dont le caillot a été recouvert d'une couenne inflammatoire bien caractérisée.

A l'entrée à l'hôpital, l'articulation tibio-tarsienne gauche est surtout douloureuse, gonflée; les mouvements sont difficiles; les genoux sont aussi très-douloureux, tuméfiés; les rotules sont soulevées; douleurs dans les coudes et les poignets, qui sont légèrement gonflés; pouls, 84, petit, régulier.

Bruit de raclement péricardique bien caractérisé au niveau du sternum; la pointe du cœur bat dans le sixième espace intercostal en dehors du mamelon. Impulsion vive, les claquements valvulaires très-nets. La fièvre a persisté chez ce malade, les articulations ont cessé d'être douloureuses, excepté celle du coude-pied gauche. Le huitième jour le malade accuse une vive douleur dans cette articulation; il pousse des cris quand on cherche à la faire mouvoir ou quand on presse un peu. La peau est fortement injectée; frissons dans les derniers jours; il est mort le 18 juillet. Pendant son séjour à l'hôpital, on n'a pu saigner le malade, à cause de son extrême faiblesse; on lui a donné de l'opium à l'intérieur.

A l'autopsie, on trouve l'articulation tibio-tarsienne gauche remplie de pus; la séreuse épaissie offrait à sa surface des dépôts de fausses membranes molles. Les cartilages sont intacts; les articulations du genou ne présentent aucune altération appréciable; le cœur est un tiers plus gros qu'à l'état normal. Sur la surface antérieure, plaque cartilagineuse, et, à cette même surface, plaques laiteuses de formation moins ancienne. La paroi du cœur gauche est épaissie; dilatation de la cavité ventriculaire correspondante; les valvules sont saines. Tous les organes ont été explorés avec le plus grand soin, et dans aucun on n'a trouvé la moindre trace de pus.

OBSERVATION II (1). — *Observation d'arthrite rhumatismale terminée par suppuration huit jours après l'invasion.*

Une femme âgée de soixante-sept ans, pâle et faiblement constituée, entre à la Charité dans les premiers jours du mois de juillet 1850, atteinte d'une inflammation parvenue à l'état d'hépatisation du lobe inférieur du

---

(1) En 1850, j'étais externe dans le service de M. Briquet, à la Charité; chaque jour j'ai vu la malade qui fait le sujet de cette observation, couchée dans le service de M. Andral, voisin du nôtre. J'ai recueilli son histoire depuis le jour de son entrée jusqu'à sa mort, et j'ai assisté à l'autopsie. Pour être sûr de ne rien omettre, je copie la relation de ce fait intéressant tel qu'il est consigné dans le *Bulletin* de l'Académie de médecine, tome xv, page 1019.

poumon gauche. Saignée une seule fois, elle est ensuite soumise à l'emploi du tartre stibié, dont elle prend chaque vingt-quatre heures, pendant cinq à six jours de suite, trente centigrammes dans une potion appropriée. Elle guérit rapidement ; cette femme était convalescente de sa pneumonie ; elle se nourrissait, et toutefois elle ne reprenait qu'assez lentement ses forces, lorsque, sous l'influence vraisemblable d'un courant d'air, elle fut prise tout à coup d'une vive douleur aux deux épaules, avec gonflement et rougeur légère de la peau autour de l'une et l'autre articulation scapulo-humérale ; l'articulation huméro-cubitale droite était aussi douloureuse, mais à un faible degré et sans tuméfaction ; en même temps fièvre intense.

Cette femme venait donc d'être atteinte d'un rhumatisme articulaire aigu, exempt d'ailleurs de toute complication ; aucun symptôme particulier ne se montrait vers l'appareil respiratoire, récemment débarrassé d'une grave maladie. Une saignée fut immédiatement pratiquée, et le caillot, *dense, petit,* et nettement séparé du sérum, montra une *couenne blanche et épaisse comme de coutume.* Cependant je trouvai la malade tellement affaissée que je ne crus pas devoir réitérer l'émission sanguine, et je tentai chez elle l'administration du sulfate de quinine, que je donnai quelques jours de suite à la dose de soixante centigrammes en vingt-quatre heures. La maladie, contre la loi ordinaire du rhumatisme, n'en marcha pas moins vers une terminaison fatale avec une effrayante rapidité, sans qu'aucune complication survînt, sans qu'aucun appareil présentât des phénomènes qui pussent expliquer l'aggravation incessante de la maladie, sans qu'aucun bruit anormal se fît entendre au cœur, et sans d'ailleurs que le rhumatisme se fût étendu à d'autres articulations. La malade succomba huit à neuf jours après l'invasion de ses douleurs, n'ayant présenté autre chose qu'une douleur des deux épaules assez vive pour lui faire pousser des gémissements continuels, un pouls de plus en plus fréquent et un état général d'angoisses et d'affaissement rapide qui me rappelait celui que l'on observe souvent dans la péritonite aiguë.

— L'autopsie allait-elle nous montrer dans la lésion latente de quelque organe la cause de cette terminaison si rare du rhumatisme articulaire aigu ? Cette lésion fut vainement cherchée : tous les *organes crâniens, thoraciques et abdominaux étaient exempts d'altérations ;* le sang, examiné dans le cœur et les vaisseaux, avait ses qualités ordinaires. Nulle part il n'y avait trace *de phlébite, ni rien qui pût faire croire à l'existence d'une résorption purulente.*

Ces résultats négatifs constatés, nous arrivâmes à l'examen des articulations, et voici ce qu'elles nous présentèrent :

L'intérieur des deux articulations scapulo-humérales était rempli par un pus blanc, homogène, qui avait tous les caractères du pus phlegmoneux. La membrane synoviale présentait dans toute son étendue une rougeur des plus intenses ; on y remarquait d'innombrables vaisseaux merveilleusement injectés et formant un lacis des plus serrés. Cette injection cessait brusquement sur les cartilages articulaires qui avaient conservé leur aspect ordinaire. Parmi les nombreuses bourses muqueuses qui entourent l'articulation scapulo-humérale, il y en avait de chaque côté deux ou trois également remplies de pus ; elles communiquaient toutes avec la cavité articulaire, comme il arrive à plusieurs d'entre elles dans l'état physiologique ; de telle sorte qu'en pressant sur elles on refoulait dans l'articulation le pus qui les remplissait, et réciproquement. En dehors de ces cavités, tout était resté dans l'état normal ; la fibre musculaire, les ligaments, les tendons, le tissu cellulaire, n'avaient subi aucune lésion ; les altérations que je viens de décrire étaient, d'ailleurs, parfaitement semblables par leur nature et par leur intensité dans les deux articulations. La cavité articulaire du coude droit contenait une certaine quantité d'un liquide un peu louche. Toutes les autres articulations furent examinées avec soin, on n'y découvrit rien d'anormal.

OBSERVATION III (1). — *Rhumatisme poly-articulaire aigu avec signes de formation de caillots cardiaques, mort. Injection des synoviales, fausses membranes et pus dans les articulations.*

Le dimanche 18 mai 1851, est entré à l'hôpital Saint-Antoine, salle Saint-Louis, n° 9, le nommé Peurin, ouvrier en papiers peints. Cet homme est âgé de 31 ans ; il est d une constitution moyenne, d'un tempérament sanguin ; il n'a jamais eu de maladies graves, ni de rhumatismes ni de maladies du cœur. Il habite au cinquième étage un local sec et bien aéré. Le jeudi 15 mai il avait été employé à un travail pénible qui consistait à déballer une voiture de marchandises. Pendant une partie de la journée il fut couvert de sueur, et dans cet état il alla boire de l'eau très-froide à une fontaine ; une heure après il eut un frisson qui dura vingt minutes à peu près. Il continua cependant à travailler, la nuit fut assez calme. Le lendemain matin 16 mai il se leva et se rendit au travail à l'heure habituelle ; vers trois heures il ressentit du malaise, de la courbature, une douleur lombaire assez vive, des douleurs péri-articulaires, de la céphalalgie, de la perte d'appétit, de la soif ; les genoux, au dire du malade, étaient déjà assez gonflés. C'est à partir de ce moment qu'il garda le lit. La nuit suivante se passa sans sommeil. Le samedi 17, la douleur est vive dans les deux genoux, mais elle se fait surtout sentir avec beaucoup d'intensité dans le poignet droit. Le dimanche 18, les douleurs sont un peu moindres, le malade peut se lever seul, mais il s'expose de nouveau au froid ; bientôt après il est repris de douleurs plus vives, et le soir il se fait transporter en voiture à l'hôpital.

Lundi 19, à la visite du matin, état suivant : décubitus dorsal, le visage

(1) J'ai déjà rapporté cette observation dans ma dissertation inaugurale : *Considérations cliniques sur l'arthrite rhumatismale*, 1852.

est rouge, la langue est sèche, soif et inappétence, le pouls développé et très-dur, 100-104. Une douleur très-vive existe au niveau du genou qui ne présente pas de rougeurs ; épanchement dans le droit. La rotule est séparée des condyles d'un demi-centimètre au moins. Le poignet droit est aussi très-gonflé, la peau chaude et sèche ; il y a au cœur un souffle assez prolongé, mais doux au premier temps, avec son maximum d'intensité à la pointe ; saignée de quatre palettes (le sang se couvre d'une couenne épaisse et rétractée) : limonade citrique et gomme sucrée, 3 pots.

Mardi 20, les douleurs sont moins vives, l'épanchement a beaucoup diminué dans le genou droit, quelques millimètres seulement séparent la rotule des condyles. Le poignet est dans le même état que la veille. Pouls 100-104. Saignée 3 palettes, ventouses scarifiées même dose sur le genou et le poignet droits. Le sang de la saignée présente un caillot rétracté en forme de cupule et recouvert d'une couenne très-épaisse. Le sang des ventouses est pris en un caillot unique, ferme, placé au milieu d'une sérosité à peine rougie.

Mercredi 21, peu de chaleur fébrile, sueurs abondantes ; les deux poignets sont encore douloureux et restent dans l'immobilité ; il en est de même des coudes ; pouls 102-106, large mais un peu mou (saignée de 3 palettes). Le soir, les genoux commencent à être moins douloureux ainsi que les poignets, quelques mouvements sont possibles ; pouls 100-104 ; les sueurs sont toujours très-abondantes. La saignée du matin est très-couenneuse.

Jeudi 22, les douleurs sont presque nulles, les poignets en conservent encore un peu. Pouls 96-100. Le souffle qui existe au cœur a complétement disparu, on l'avait entendu jusqu'à aujourd'hui. Le malade a eu un peu de sommeil.

Vendredi 23, à la suite d'un refroidissement, le malade s'était découvert à plusieurs reprises la nuit, son corps étant couvert de sueurs, les douleurs ont redoublé d'intensité, les deux membres supérieurs sont dans une immobilité complète, il y a du gonflement surtout aux poignets et au genou droit, pouls 100 104, toujours des sueurs (sulfate de quinine 1 gr. en quatre paquets). Le soir, agitation, délire ; on est obligé de mettre la camisole ; à 8 heures, le calme est revenu, rien au cœur.

Samedi 24. La douleur est beaucoup moindre partout ; le souffle au premier temps a reparu et beaucoup augmenté d'intensité, le second claquement est un peu étouffé ; la percussion ne dénote pas une augmentation du volume du cœur ; pouls, 108-112, plus petit que les jours précédents, fluctuant. A la visite du soir, le malade paraît très-calme, le pouls a le même caractère que le matin ; une demi-heure après, le malade est pris d'angoisses, de dyspnée ; il y a des soubresauts des tendons, et il meurt avant qu'on ait pu lui porter secours.

Autopsie. — Le gonflement inflammatoire qui se faisait remarquer pendant la vie autour des articulations malades, a disparu ; les genoux ouverts font constater une quantité de liquide très-considérable (un quart de verre à peu près) ; il était un peu troublé dans le genou droit, et contenait quelques flocons albumineux. La synoviale de cette articulation est très-visiblement injectée par plaques ; elle présente des arborisations nombreuses ; celles-ci se voient surtout autour des franges. A gauche, on remarque les mêmes lésions, mais à un degré moins avancé. Dans les poignets on trouve, en petite quantité il est vrai, un liquide qui, suivant toute apparence, est du pus ; il est verdâtre, homogène et épais. Dans le poignet droit il y avait une véritable fausse membrane, d'une longueur d'un centimètre à peu près. Le cœur offre à l'extérieur quelques taches laiteuses anciennes ; dans les cavités droites et gauches, ainsi que dans les gros vaisseaux, on voit des caillots dont le plus considérable est du volume d'un gros œuf de pigeon ; une de ses faces est décolorée, blanche, grisâtre, il a une texture fibrineuse ; il est élastique, résistant, ne contracte pas d'adhérences prononcées avec les parois ou les valvules. Dans le ventricule gauche, l'endocarde qui recouvre quelques-uns des piliers est injecté et présente des arborisations vasculaires très-développées, ainsi qu'une augmentation d'épaisseur ; sa transparence est moindre qu'à l'état normal. Les enveloppes de l'encéphale, l'arachnoïde surtout, sont très-épaissies et résistantes ; mais cette lésion est ancienne. Quant au cerveau, à la moelle et aux enveloppes, ils ne présentent aucun changement, ni dans leur vascularité, ni leur coloration, ni leur consistance ; *il n'existe non plus aucune trace de pus ni dans les viscères ni dans les vaisseaux principaux, qui ont été explorés avec soin.*

OBSERVATION IV (1). — *Observation de rhumatisme articulaire aigu suppuré. Service de M. Blache.*

Le nommé Louis M..., âgé de douze ans et demi, peu développé, maigre, habituellement bien portant, et n'ayant jamais été malade antérieurement, entre, le 3 juillet 1852, au numéro 17 de la salle Saint-Jean.

Le jeudi 28 juin, le patron de ce jeune garçon l'a envoyé deux fois, coup sur coup, faire la course de Grenelle à la Bastille, par une chaleur excessive. De retour pour la seconde fois, l'enfant a bu une grande quantité d'eau froide, puis est allé se coucher sur un tas de copeaux, où il s'est endormi, exposé au courant d'air de deux portes. Dans la nuit, Louis est pris d'une fièvre vive et de douleurs extrêmement violentes dans les deux genoux. Le matin, ces deux articulations sont rouges et notablement tuméfiées, ne peuvent exécuter le plus léger mouvement, être soumises à la moindre pression sans qu'il en ressente une douleur atroce. A partir de ce moment, le petit malade garde le lit avec une fièvre continue très-

(1) Cette observation a été recueillie dans le service de M. Blache et publiée dans l'*Union médicale*, n° du 7 février 1854, par M. le docteur E. Archambault.

intense. Dans la nuit du 29 au 30, les deux articulations tibio-tarsiennes se prennent de la même façon que les genoux.

Le 3 juillet, jour d'entrée de l'enfant, nous le trouvons dans l'état suivant : les deux articulations fémoro-tibiales sont aussi douloureuses que possible ; le moindre mouvement arrache des cris ; la tuméfaction et la rougeur des téguments sont considérables ; il en est de même pour les articulations tibio-tarsiennes ; la jointure du doigt annulaire avec le métacarpien est également tuméfiée, rouge et douloureuse ; cette dernière n'est prise que de la veille.

Symptômes généraux. Chaleur extrême de la peau, 39-6 cent., 116 pulsations, pouls très-régulier, 49 inspirations par minute ; la résonnance de la poitrine est bonne, l'auscultation n'y fait rien découvrir d'anormal, le murmure vésiculaire est pur, les bruits du cœur tout à fait normaux. Langue blanche, sale, sans sécheresse ; soif vive, pas de vomissements ; rien du côté du ventre.

Traitement. Calomel, 10 cent. en dix paquets à prendre d'heure en heure. Tisane, diète.

4 au matin. La physionomie est altérée, il y a eu de l'agitation toute la nuit, un peu de délire ; le reste des symptômes généraux est le même que la veille ; rien au cœur ; les deux genoux sont plus gonflés, et la rougeur plus foncée. Le gonflement de l'articulation tibio-tarsienne droite a notablement augmenté, de même que celui du doigt annulaire. La coloration rouge a pris une teinte violacée très-prononcée. (Sulfate de quinine, 1 gr. à prendre dans les vingt-quatre heures, baume tranquille et ouate autour des articulations.) Au soir : même état, il n'y a pas eu de délire dans la journée.

5 au matin. Le délire, l'agitation, ont été très-violents toute la nuit, et persistent encore à l'heure de la visite. La face est profondément altérée, les yeux enfoncés dans les orbites, les téguments, particulièrement dans le pli naso-labial, d'un jaune terne ; la langue est sèche, les gencives fuligineuses. Chaleur de la peau un peu moindre que la veille, 39,2 ; 112 pulsations. La respiration est beaucoup plus fréquente. La percussion et l'auscultation pratiquées avec soin ne font rien découvrir ni dans le poumon ni dans le cœur. La coloration rouge des articulations a pris une teinte *noirâtre, comme gangréneuse ;* cette coloration est surtout marquée à l'articulation tibio-tarsienne.

5 au soir. Le délire est un peu diminué, l'état général est le même, le malade va sous lui. La coloration noirâtre de l'articulation tibio-tarsienne et de l'annuaire devient de plus en plus foncée ; les veines voisines forment des traînées brunes qui rayonnent autour des articles et qui ressemblent tout à fait à celles que l'on observe l'été sur les cadavres qui entrent en putréfaction. Les gros troncs veineux paraissent sains. Pour le pied, la coloration noirâtre forme une large plaque à la partie antérieure de l'articulation et deux moins larges sur les parties latérales ; au doigt, elle occupe la partie dorsale et va en mourant sur les côtés ; au genou, où elle est

moins prononcée, elle recouvre les deux parois latérales. (Même traitement.)

6 au matin. Il y a eu toute la nuit un délire et une agitation extrêmes; la chaleur de la peau est très-forte, 40,02; le pouls est accéléré, petit, mais sans irrégularité. L'examen attentif ne fait découvrir ni endocardite ni péricardite. La respiration est tres-fréquente, 60, sans que l'on puisse canstater aucune affection du poumon. La coloration signalée autour des articulations prises est encore plus marquée qu'avant; le gonflement s'est affaissé et la peau s'est ridée au pied et au doigt malades; en touchant on éprouve cette sensation de mollesse pâteuse que donnent les tissus mous dans certaines gangrènes. — Mort à une heure de l'après-midi.

Autopsie faite trente-six heures après la mort. La cadavre n'offre rien à remarquer à l'extérieur, si ce n'est la coloration noirâtre des articulations, qui est restée la même que pendant la vie. — On incise d'abord les téguments qui recouvrent l'articulation de l'annulaire et du métacarpien. L'épiderme se détache très-facilement; le derme est noir dans toute son épaisseur, résistant; au-dessous, le tissu cellulaire est grisâtre, sillonné par de petits vaisseaux noirs; il est très-friable, et çà et là il présente de petites collections purulentes dont le liquide est jaune, épais comme le pus phlegmoneux, sans aucune odeur. — Les veinules d'un certain volume qui se dirigent vers le dos de la main sont remplies d'un coagulum noir, et leur membrane interne est d'un rouge brun. En levant le tendon de l'extenseur, on pénètre dans l'articulation, qui contient en assez grande quantité un pus semblable à celui trouvé dans le tissu cellulaire; seulement il est d'une couleur encore plus jaune et un peu moins épais. La surface des cartilages est aussi d'une couleur jaune assez prononcée et dépolie. Il n'y a de suppuration ni dans le tissu de la face palmaire ni dans la gaîne du fléchisseur. — Cet examen terminé, on procède à celui de l'articulation tibio-tarsienne droite. L'épiderme et le derme présentent les mêmes particularités qu'à la main; dans le tissu cellulaire il existe des quantités de petits vaisseaux gorgés de sang; le tissu lui-même est grisâtre, friable, mais en aucun point on n'y trouve de pus; la gaîne des péroniers latéraux, au moment de leur réflexion sur la malléole externe, en dedans la gaîne tendineuse du fléchisseur profond et du jambier postérieur, sont remplies d'un pus épais, bien lié, semblable à celui d'un abcès chaud. — Je pénètre dans l'articulation, et je la trouve remplie d'une collection purulente qui ne diffère de celle de la gaîne des muscles qu'en ce que le liquide est un peu moins épais et beaucoup plus jaune. La surface des cartilages a aussi cette coloration à un haut degré, et en outre est dépolie, tomenteuse. La synoviale est manifestement injectée, épaissie, ce qu'il est facile de constater surtout à la partie antérieure de l'articulation.

Les parties molles qui environnent l'articulation tibio-tarsienne gauch sont injectées, hypertrophiées et friables. La surface interne des gaîne tendineuses a la teinte rosée, résultant d'une très-fine injection. Il en est d même de la synoviale, mais nulle part il n'existe de suppuration.

Les genoux sont examinés les derniers. La peau, noirâtre à l'extérieur présente cette coloration dans toute son épaisseur ; elle a conservé sa résistance ; au-dessous d'elle existe une vascularisation très-prononcée, *des veinules sont remplies de sang noir, leurs parois paraissent saines, et les gros troncs veineux sont dans un état d'intégrité parfaite.* Le tissu cellulaire est grisâtre, mais ne contient pas de pus dans ses aréoles ; les gaînes tendineuses voisines de l'article n'en contiennent pas non plus ; elles sont sèches, comme poisseuses et finement injectées. On pénètre dans l'articulation par sa partie antérieure, et on y constate une quantité de pus égale au moins à deux cuillerées à bouche ; le liquide est un peu moins considérable que celui produit par l'inflammation phlegmoneuse du tissu cellulaire, beaucoup plus jaune, complétement inodore. Les cartilages sont recouverts d'une sorte de bouillie purulente qui, une fois soulevée, laisse voir leur surface dépolie. Nulle part on ne constate d'ulcérations ; il est facile de constater un épaississement marqué de la synoviale au niveau de la poche que forme cette membrane au-dessus de la rotule. En les regardant contre le jour, on voit une injection fine, dont le siége paraît être dans les vaisseaux capillaires sous-séreux. Il existe aussi une injection sur les ligaments croisés et les fibro-cartilages semi-lunaires (les lésions qui viennent d'être décrites sont identiques des deux côtés). Les gros vaisseaux des membres sont examinés et *trouvés sains ;* il en est de même du tissu musculaire.

Poitrine. Le péricarde ne contient aucun produit pathologique. Le cœur est de volume moyen ; il n'existe de caillots ni dans l'intérieur de ses cavités ni à ses orifices. L'endocarde ne présente pas de traces d'inflammation ; les valvules, examinées avec soin, nous offrent une coloration, une délicatesse et une souplesse normales ; on peut en dire autant du cercle fibreux qui les supporte. Les poumons sont un peu congestionnés, mais crépitants ; la muqueuse des bronches est d'un rouge foncé, disposé par bandes.

Les organes abdominaux sont généralement sains. La rate est un peu hypertrophiée et ramollie ; le foie est aussi un peu plus volumineux et d'une couleur plus brune ; un examen minutieux de la substance de ces deux organes n'y fait rien découvrir d'insolite ; les méninges n'offrent rien à remarquer ; la substance cérébrale est ferme, piquetée sur ses coupes, sans aucune altération autre.

ANATOMIE PATHOLOGIQUE DE L'ARTHRITE RHUMATISMALE.

Si l'anatomie pathologique de l'arthrite rhumatismale est mise en doute aujourd'hui par quelques médecins et niée par d'autres qui trouvent là une *lacune* dans l'histoire de cette maladie, ce n'est pas à plus forte raison chez les auteurs des siècles précédents que nous devons nous attendre à rencontrer les matériaux propres à nous éclairer. En effet, Sydenham, Stoll, Cullen, F. Hoffmann, etc., ne font pas même pour l'anatomie pathologique un *paragraphe pour mémoire*, comme tel auteur de notre époque, mais ils confondent encore le *rhumatisme musculaire* et le *rhumatisme articulaire*, ces deux formes si distinctes de la maladie.

Bichat le premier, dans le troisième volume de son *Anatomie générale*, établit une distinction entre elles, et presque au même moment parurent plusieurs travaux importants dirigés dans ce sens, entre autres un Mémoire de M. Gasc (1803) sur la question suivante : *Existe-t-il deux variétés de rhumatisme extérieur dont l'un affecte le système musculaire de la vie animale, et l'autre le système fibreux articulaire ?*

Pinel, dans sa *Nosographie philosophique*, fait un chapitre à part pour le rhumatisme musculaire et le rhumatisme articulaire, il place cette maladie dans la classe des phlegmasies, progrès réel, surtout si l'on songe qu'un auteur contemporain l'a reléguée dans celle des *maladies spéciales, entre la cessation des règles à l'âge critique et le prurigo !!* Mais dans la *Nosographie*, l'anatomie pathologique figure pour la forme seulement et Pinel avoue combien à cette époque nos connaissances étaient réduites à peu de chose. « On est bien loin, dit-il, d'avoir acquis sur ces phlegmasies des connaissances aussi précises et aussi déterminées que sur celles des ordres précédents, soit pour l'histoire des symptômes, soit pour le résultat de l'ouverture des corps (1). »

La thèse de Chomel en 1813 ne fait encore que constater l'absence de matériaux indispensables à ce chapitre de la maladie, et plus tard, en 1837, dans ses *Leçons cliniques sur le rhumatisme et la goutte*, il déclare que dans son livre ce paragraphe n'est là que *pour mémoire*. « Ce paragraphe n'est vraiment ici que pour mémoire ; car à parler rigoureusement, c'est un titre et rien de plus. Il y a là une case vide, une lacune réelle dans l'histoire du rhumatisme articulaire aigu. Nous ne saurions, comme on l'a vu, consentir à dissimuler le dénûment de la science à cet égard, et accepter aux dépens de la saine critique des cas d'arthrite traumatique ou d'infection pu-

(1) Pinel, *Nosographie philosophique*, t. II, p. 520.

rulente comme lésions rhumatismales. Rien de plus facile,
certes, que de créer à plaisir une riche anatomie pathologique
du rhumatisme, en attribuant indistinctement à cette affection
maintes altérations que l'on peut trouver dans les muscles ou les
articulations. Mais alors où s'arrêter dans une telle confusion?
Pour ma part, je ne sais pas alors pourquoi on n'irait pas jusqu'à mettre des *tumeurs blanches* et même une maladie de
Pott sur le compte du rhumatisme, ainsi que l'a fait M. Latour
d'Orléans. Car, ces maladies peuvent *dans leur début simuler
un rhumatisme articulaire;* elles peuvent aussi se présenter
chez un sujet rhumatisant, et *succéder même à un véritable
rhumatisme* . . . .
. . . Et, encore un coup, nous conclurons que l'anatomie pathologique a été jusqu'à présent aussi vainement interrogée à l'égard
du rhumatisme articulaire aigu qu'à l'égard du rhumatisme musculaire; et qu'à vrai dire elle est nulle pour l'un et l'autre dans
l'état actuel de la science (1). » J'ai tenu à citer ce passage tout
entier afin que le lecteur sache à quoi s'en tenir. Ainsi c'est un
parti pris, on ne veut pas qu'une maladie qui simule si *complétement un rhumatisme* que sa symptomatologie est la même,
on ne veut pas, dis-je, que ce soit là un *rhumatisme* par cela
seul qu'il se termine de telle ou telle façon, par des *tumeurs
blanches,* par exemple. C'est là une fin de non-recevoir que nous
ne pouvons accepter, et pour ne parler ici que des tumeurs
blanches, quel est donc aujourd'hui le chirurgien qui met en
doute ce mode fréquent de terminaison de l'arthrite rhumatismale? Cette maladie n'existe plus depuis longtemps lorsque
cette dégénérescence apparaît, mais elle n'en reconnaît pas
moins pour origine le rhumatisme qui l'a engendrée, et pour me
servir d'une ingénieuse comparaison de M. Bouillaud, ces tumeurs blanches lui survivent *comme des filles à leur mère.*
Cette pathogénie a été surabondamment démontrée dans l'excellent travail de M. Richet, que nous avons déjà cité plus haut.
M. Grisolle, dans son *Traité de pathologie interne,* considère aussi l'anatomie pathologique de l'arthrite rhumatismale
comme un chapitre réservé à l'avenir, mais que l'état actuel de
nos connaissances est incapable de remplir. Il existe cependant
dans les annales de la science des matériaux d'une grande importance et de nature à lui créer de sérieux embarras, aussi

(1) Chomel. *Leçons de clinique médicale,* t. ii, p. 263.

cherche-t-il à les détruire en rattachant à l'infection purulente des observations d'*arthrite rhumatismale*. Il importe donc d'examiner avec soin la valeur de ses arguments, car s'ils portent à faux, comme j'espère le démontrer, je serai en droit de rattacher à l'*arthrite rhumatismale* les lésions qu'il considère comme propres à l'*infection purulente*.

M. Bouillaud, dans son *Traité clinique du rhumatisme articulaire*, emprunte à différents auteurs des observations de cette maladie, terminée par suppuration, et leur nombre s'élève à trente-sept ; mais l'auteur n'attache pas à toutes une égale importance, il les divise en trois catégories distinctes, suivant le degré de certitude qu'elles présentent. Nous laisserons de côté celles qui peuvent jeter quelque doute dans l'esprit, et nous n'examinerons que les plus importantes de celles qui forment la première catégorie. Suivons donc M. Grisolle dans l'examen qu'il fait de ces faits, et voyons s'il s'est pris lui-même au sérieux.

Pourquoi passe-t-il la première observation sous silence? Sans doute, parce qu'à lui, comme à tout le monde, elle paraît hors de toute contestation. Qu'on la médite avec soin, et l'on verra, en rapprochant les symptômes observés pendant la vie, des lésions trouvées après la mort, s'il est possible de rattacher ce fait à une infection purulente. Outre que les symptômes sont ceux du rhumatisme, ni dans le *foie*, ni dans *les poumons*, ni dans *le cœur*, ni dans *les veines*, on n'a trouvé la moindre trace de pus, et de plus, les synoviales étaient *rouges et épaissies*.

M. Grisolle n'accorde aucune valeur à la deuxième observation, car, dit-il, « si on considère la nature des symptômes observés pendant la vie et la co-existence d'abcès musculaires, il sera impossible de ne pas voir là un exemple de résorption purulente. » Mais à quelle autre maladie qu'une arthrite rhumatismale rattacher les douleurs et le gonflement des articulations, une fièvre intense, un sang extrait de la veine et présentant un caillot surmonté d'une couenne épaisse et résistante? Ces symptômes sont-ils ceux d'une résorption purulente? Quant aux abcès musculaires, nulle part il n'en est question ; voici ce qui est noté après avoir constaté que les organes thoraciques et abdominaux sont *parfaitement sains*: « Toutes les articulations qui, pendant la vie, ont été malades, sont pleines d'un pus épais, de couleur jaune, sans odeur, ressemblant à du pus phlegmoneux ; une ponction pratiquée à la tumeur du poignet gauche donne issue à la collection, et en disséquant l'avant-bras, on trouve que le pus s'est également formé dans les gaînes des tendons fléchisseurs, depuis le poignet jusqu'à la réunion du tiers inférieur avec le tiers moyen de l'avant-bras ; les capsules synoviales des deux genoux principalement sont distendues par cette collection purulente, etc., etc., etc. » Chacun sait que lorsqu'une articulation est envahie par une violente inflammation, tous les tissus qui la composent sont pris et qu'il est très-rare qu'au poignet surtout, les tendons ou plutôt la synoviale qui favorise leur glissement ne soit pas enflammée comme celle de l'articulation elle-même, or c'est ce qui est arrivé ici. Je ne pense pas que personne confonde ce pus avec celui des abcès que l'on rencontre dans certaines infections purulentes, car ceux-ci sont toujours accompagnés d'autres désordres, et on en trouve non-seulement dans la masse musculaire, mais surtout dans les principaux viscères, dans les veines principales. Ici rien de tout cela ; M. Grisolle fait remarquer que l'attention n'a pas été éveillée du côté des veines, mais c'est une raison, ce me semble, pour ne pas *supposer* ce qui est loin d'être démontré, car au cas d'une phlébite qui aurait amené des abcès musculaires, n'aurait-on pas trouvé du pus ou dans les poumons, ou dans le foie, ou dans la rate, ou dans les reins, et encore une fois il est noté que ces organes étaient sains.

M. Grisolle ne veut pas même examiner les observations *troisième* et *quatrième*, parce qu'elles sont trop courtes. Il est vrai qu'elles manquent de quelques développements, et que leur rédaction laisse à désirer ; seules, elles seraient incapables de porter la conviction dans l'esprit du médecin, mais rapprochées de celles qui précèdent et de celles qui suivent, elles ont une certaine valeur. Les observations de Morgagni manquent presque toutes de développements suffisants, son livre n'est-il pas moins un document précieux que chacun consulte avec intérêt, et Lallemand, par exemple, dans ses *Lettres anatomo-pathologiques sur l'encéphale*, ne lui fait-il pas de fréquents emprunts, tout en regrettant son laconisme ? D'ailleurs, pour ces deux faits, si l'on rapproche les signes observés pendant la vie des lésions trouvées après la mort, et *recherchées avec soin*, on verra qu'il ne pouvait être question que d'un rhumatisme articulaire aigu.

M. Grisolle passe bien légèrement sur l'observation *cinquième*, elle est cependant aussi complète que possible ; elle a été recueillie en 1830 dans le service de son maître, et publiée *peut-être* par lui-même dans le *Journal complémentaire du Dictionnaire des sciences médicales*, sous le titre de rhumatisme articulaire aigu général, *parfaitement caractérisé*. Il ne comprend pas que cette observation figure dans le livre de M. Bouillaud à titre d'arthrite terminée par suppuration, puisqu'il est noté « que les articulations présentent des TRACES D'INFLAMMATION BIEN CARACTÉRISÉE. Toutes les séreuses articulaires étaient remplies d'une synovie épaisse, jaunâtre, trouble, gluante, semblable à de l'huile concrète, ou mieux au fluide spermatique, si l'on suppose celui-ci coloré en jaune; les synoviales étaient en plusieurs points d'un rouge plus ou moins vif.» M. Grisolle ne veut pas que cette synovie *jaunâtre, trouble*, etc., soit du pus, mais pourquoi ne nous dit-il pas ce que c'est? Si ce n'est pas un pus phlegmoneux bien lié, il est difficile de ne pas le trouver là, au moins à l'état rudimentaire. Chez un sujet qui meurt à une époque assez rapprochée du début d'une pleurésie, on trouve dans la sérosité les mêmes éléments que ceux rencontrés dans les articulations de cette jeune femme; si la maladie avait duré plus longtemps, on aurait certainement trouvé du pus parfaitement formé. Pour l'observation que nous examinons, la malade est entrée à l'hôpital le 5 *novembre* et elle était *morte le* 11, la maladie datant de quelques jours seulement. Enfin si M. Grisolle refuse le nom de pus au liquide trouvé dans les articulations, au moins consent-il à y voir les signes évidents d'*une inflammation bien caractérisée*, et alors pourquoi discuter, nier la nature essentiellement inflammatoire du rhumatisme, quand il a, pour l'admettre, les mêmes preuves anatomiques que pour la péritonite, la pleurite et l'inflammation de toutes les autres séreuses?

Comme M. Bouillaud, nous recommandons cette observation à l'attention des auteurs, et nous ne comprenons pas non plus comment M. Chomel a pu concilier ses doctrines avec un fait aussi positif que celui-ci, en faveur de la nature franchement inflammatoire de l'arthrite rhumatismale et de sa terminaison possible par suppuration. N'est-il pas étrange que, dans *les leçons sur le rhumatisme et la goutte,* cette observation, recueillie dans le service même de l'auteur, n'ait pas été rapportée!

M. Grisolle fait, à la *sixième* observation, le même reproche qu'à la précédente: «On n'a trouvé, dit-il, dans les articulations, que des flocons albumineux.» Nous en convenons, et M. Bouillaud le reconnaît lui-même. Dans ce cas, dit-il, « ce n'est pas du pus ordinaire, c'est une matière plastique ou pseudo-membraneuse sous forme de flocons, que l'on trouve dans les deux articulations qui ont été le principal foyer du rhumatisme. » Mais je ferai remarquer, comme plus haut, que cette matière est parfaitement analogue à celle que l'on rencontre à la suite de toutes les inflammations des membranes séreuses, et de celle trouvée sur le péricarde, chez le sujet de cette observation, que dès lors c'est ici encore une preuve de la nature essentiellement inflammatoire de la maladie.

Nous ne suivrons pas M. Grisolle plus loin, en voilà assez pour montrer la valeur de ses arguments. Les observations rapportées dans l'ouvrage de M. Bouillaud ont été étudiées avec un soin minutieux avant d'être catégorisées. « Peu de lecteurs, dit-il, se feront une juste idée de tout le temps et de toute la patience qu'il m'a fallu pour une opération en apparence si mince et si chétive. Cela ne sera compris que par ceux qui ont quelque expérience de ce genre d'opération, incontestablement la plus délicate et la plus difficile de toutes celles au moyen desquelles on peut parvenir à construire l'édifice scientifique sur des bases solides et inébranlables. »

Depuis 1840, époque à laquelle parut l'ouvrage de M. Bouillaud, on a recueilli un certain nombre d'observations d'arthrites rhumatismales terminées par suppuration; j'en ai rapporté quatre; elles sont très-détaillées, très-complètes et cependant j'ai peine à croire qu'elles trouvent grâce devant M. Grisolle, au moins ai-je l'espoir qu'elles seront de nature à porter la conviction dans l'esprit de la plupart des médecins.

Dans *la première* on trouve non-seulement la séreuse épaissie et des fausses membranes, mais encore un *pus bien formé*, et il est noté avec soin que tous les organes ont été explorés avec la plus grande attention et que dans aucun on n'a trouvé *la moindre trace de pus*. Malgré cela voudrait-on encore rattacher les lésions trouvées après la mort à une infection purulente?

La deuxième a été recueillie par M. Andral lui-même. Il s'agit d'une malade couchée dans son service en 1850, époque à laquelle s'agitaient devant l'Académie de médecine les questions que nous devons examiner dans ce travail, savoir la nature, les causes et le traitement de l'arthrite rhumatismale; or les recherches cadavériques ont été faites avec le plus grand soin

afin de prévenir toute objection. Devions-nous trouver, dit
M. Andral, dans la lésion latente de quelque organe, la cause de
cette terminaison de la maladie? « *Cette lésion fut vaine-*
ment cherchée : tous les organes crâniens, thoraciques et
abdominaux étaient exempts d'altérations; le sang exa-
miné dans le cœur et les vaisseaux avait les qualités ordi-
naires. Nulle part il n'y avait trace de phlébite, ni rien
qui pût faire croire à l'existence d'une résorption puru-
lente. » Aussi M. Andral a-t-il donné pour titre à cette observation, *Arthrite rhumatismale terminée par suppuration.*
Dans quelle catégorie M. Grisolle placera-t-il ce fait? *pense-t-il*
qu'un esprit sévère se refuse encore à le considérer comme
un exemple de rhumatisme articulaire terminé par suppu-
ration? S'il en était ainsi, il faudrait retrancher de la liste des
esprits sévères, non-seulement MM. Andral, Bouillaud,
Rayer, etc., mais aussi M. Cruveilhier, dont personne ne récu-
sera la compétence en matière d'anatomie pathologique, lui qui
a osé écrire dans son anatomie pathologique du corps humain
que « *le rhumatisme articulaire est une inflammation qui a*
pour résultats toutes les terminaisons possibles de l'inflam-
mation, et en particulier la suppuration et les dégéné-
rations de tissu, connues sous le nom de tumeurs blanches. »

La *troisième observation*, comme je l'ai dit, a déjà été rapportée dans ma *dissertation inaugurale;* pas plus que les
précédentes elle ne peut laisser de doute dans l'esprit. On a
trouvé dans les articulations une *synoviale injectée, des fausses*
membranes et du pus, et les recherches ont porté même sur
l'encéphale et la moelle qui n'ont présenté aucun changement
ni dans leur vascularité, ni dans leur coloration, ni dans leur
consistance; *aucune trace de pus n'existait ni dans les vais-*
seaux ni dans les viscères. Ici, impossible d'invoquer le manque de développement suffisant, ni de rattacher les lésions trouvées après la mort à une résorption purulente; il faut donc
placer ce fait parmi ceux qui servent à démontrer que le rhumatisme articulaire aigu peut exceptionnellement se terminer
par suppuration.

La *quatrième observation*, recueillie en 1854, par M. le
docteur E. Archambault, dans le service de M. Blache, dont il
était l'interne, est aussi complète, aussi détaillée que les précédentes. Ici encore il ne peut être question que d'un rhumatisme
terminé par suppuration, et, à l'autopsie, faite avec un soin mi-

nutieux, rien ne vient démontrer dans la lésion de quelque organe la cause de la mort. On a trouvé la synoviale injectée, épaissie, du pus dans les articulations, mais les gros vaisseaux ont été examinés avec soin, *ils étaient parfaitement sains* ainsi que le tissu musculaire. *Un examen minutieux de la substance du foie, de la rate, du cerveau, n'y a fait rien découvrir d'insolite.*

Je pense avoir répondu à toutes les objections soulevées par M. Grisolle et avoir démontré que les observations citées par M. Bouillaud ne se rattachent pas à une infection purulente, mais sont bien des exemples d'arthrites rhumatismales terminées par suppuration en dehors de toutes complications. A défaut d'autres faits, d'ailleurs, ceux rapportés dans ce travail sont assez concluants pour que nous puissions étayer sur eux la doctrine que nous défendons; je dis de plus qu'ils sont assez nombreux puisqu'il a été possible d'en recueillir quatre dans l'espace de quelques années, de 1850 à 1854. Peut-être, si l'on fouillait bien les annales de la science, en trouverait-on d'autres, mais, encore une fois, ceux-ci peuvent satisfaire toutes les exigences. Que le lecteur remarque bien qu'il ne s'agit pas ici de déterminer le degré de fréquence de la maladie, pas même celui d'intensité nécessaire à ce mode de terminaison, mais seulement de savoir si le rhumatisme articulaire peut se terminer par suppuration, ce qui est mis en doute par quelques médecins de nos jours, et même nié par d'autres.

LÉSIONS ANATOMIQUES QUE L'ARTHRITE RHUMATISMALE ENTRAINE A SA SUITE.

Nous avons à étudier la lésion des produits sécrétés par la membrane synoviale, et celle des tissus qui entrent dans la composition d'une articulation; commençons par la première.

Lorsqu'un épanchement se forme dans une articulation sous l'influence d'un rhumatisme articulaire, il est bien certain qu'il n'est pas composé, dès le début, d'un véritable pus ni d'une synovie purulente ou jaunâtre, épaisse, semblable à du sperme ou à de l'huile concrète, ni même de flocons albumineux ou de pseudo-membranes. On trouve pour les produits de sécrétion

de la synoviale comme pour ceux de toutes les membranes séreuses, en tenant compte des différences d'organisation, une simple
augmentation du liquide épanché; mais on comprend combien il
est rare d'observer les désordres à cet état rudimentaire, car
cette forme hypercrinique n'entraîne jamais la mort par elle-
même, exerçant son action sur des organes qui ne sont pas indispensables à la vie.

A une période plus avancée, la sérosité commence à se troubler et il arrive souvent qu'à l'autopsie on rencontre chez le
même sujet des produits de sécrétions présentant des degrés différents d'altération; dans une articulation, par exemple, on
trouve simplement une synovie louche, opaline ; dans une autre,
des flocons albumineux, et dans une dernière un véritable pus
bien lié, phlegmoneux ; c'est que vraisemblablement la maladie
a envahi successivement ces articulations, et il est facile de comprendre que les plus anciennes présentent les désordres les
plus avancés. Dans notre dernière observation, l'intérieur des
articulations scapulo-humérales était rempli par un pus *blanc,
homogène*, qui avait tous les caractères du *pus phlegmoneux ;*
les mêmes altérations s'étendaient aussi jusque dans plusieurs
bourses muqueuses qui entourent ces articulations, et dans la
cavité articulaire du coude droit il y avait une certaine quantité
d'un *liquide seulement un peu louche*. Dans la troisième, les
deux articulations fémoro-tibiales contenaient un liquide présentant des degrés variables d'altération ; *à droite, il était trouble
et contenait quelques flocons albumineux;* dans le poignet ce
liquide était *verdâtre, homogène, épais*, il avait, en un mot, tous
les caractères d'un *véritable pus*. On peut suivre dans ces deux
cas l'altération du liquide qui passe insensiblement par toutes
les nuances, jusqu'à la formation du véritable pus.

La quantité de l'épanchement est variable suivant l'étendue
des synoviales : elle varie depuis quelques gouttes jusqu'à vingt et
trente grammes. Dans notre *première observation*, il est simplement noté que l'articulation tibio-tarsienne gauche *était remplie* de pus ; dans la *deuxième*, que les deux articulations scapulo-humérales *étaient remplies* d'un pus blanc et que celle
du coude contenait *une certaine quantité* de liquide ; dans
la troisième, le liquide que renfermaient les deux genoux est
évalué à *un quart de verre ; dans la quatrième*, le pus con-
tenu dans l'articulation fémoro-tibiale droite est évalué à *deux
cuillerées à bouche au moins*. Dans la *trentième* observation

3

de l'ouvrage de M. Bouillaud, l'articulation scapulo-humérale droite contenait *trente grammes d'un pus louable ;* dans la *trente-deuxième,* le genou droit renfermait *deux verres d'un liquide séreux, purulent, et de véritable pus avec une couche membraniforme sur la synoviale.*

Lésions anatomiques des tissus qui entrent dans la composition des articulations.

Parmi les différents tissus qui composent une articulation, tissus osseux, fibreux, cartilagineux, membranes synoviales, quel est celui qui est le siége principal de l'arthrite rhumatismale ? Les considérations générales d'anatomie et de physiologie dans lesquelles je suis entré au commencement de ce travail, pouvaient déjà faire pressentir ce que les observations rapportées plus haut nous ont enseigné. Le lecteur se souvient peut-être que je faisais remarquer comment les idées contraires de Haller et de Bichat touchant le tissu fibreux avaient donné naissance, pour la maladie qui nous occupe, à deux doctrines opposées ; eh bien, aujourd'hui encore l'autorité de Bichat l'emporte dans l'esprit de beaucoup de médecins sur celle des faits les mieux établis. Personne plus que moi ne respecte le grand nom de Bichat, mais je tiens à ce que même aux plus illustres on ne sacrifie jamais l'autorité inviolable des faits rigoureusement démontrés. Depuis l'immortel auteur de *l'Anatomie générale,* on place le plus souvent le siége du rhumatisme articulaire dans le tissu fibreux ; M. Roche écrivait récemment encore que le *véritable rhumatisme est une inflammation franche du tissu fibreux,* et cependant comment concilier cette doctrine avec ce que nous savons touchant l'anatomie et la physiologie de ce tissu ? M. Richet, dont l'excellent travail sur les *tumeurs blanches* est tel, que l'on ne saurait lui faire de trop fréquents emprunts, M. Richet, dis-je, n'a jamais pu produire la moindre inflammation par des injections irritantes dans les articulations, ni y déterminer de douleurs par des dilacérations répétées. Les recherches anatomiques les plus minutieuses ont à peine fait découvrir quelques traces de vaisseaux dans ce tissu et jamais on n'a pu y suivre de filets nerveux. Comment donc faire concorder les douleurs atroces de l'arthrite rhumatismale avec un tissu insensible? Comment expliquer son inflammation alors que l'on ne peut trouver trace de vaisseaux? Est-il possible que l'anatomie et la physiologie qui se prêtent toujours un mutuel appui soient ici dans un désaccord aussi complet? Non, si toutes ces idées ont encore cours dans la science, c'est qu'à beaucoup de monde il est plus doux *de croire* que de *chercher des démonstrations,* c'est que trop peu d'hommes savent obéir au sage précepte d'Horace: *Nullius addictus jurare in verba magistri.*

Si dans ses vivisections M. Richet n'a jamais pu produire d'inflammation du tissu fibreux, il nous a fait suivre pas à pas la marche des désordres accomplis du côté des membranes synoviales, et ici la physiologie est d'accord avec les données anatomiques. Nous avons vu les synoviales constituées par deux feuillets, dont le plus profond est composé de tissu cellulaire extrêmement *riche en vaisseaux,* et doué d'une vitalité exquise, il correspond au derme de la peau; ne soyons donc pas étonné si nous constatons là tous les signes d'une inflammation complète. Bichat, le premier, dans son *Traité des membranes,* a distingué les séreuses articulaires des ligaments avec lesquels elles furent longtemps confondues par les anatomistes; n'est-il pas étrange qu'il ait persisté à faire du tissu fibreux le siége de l'arthrite rhumatismale!

Les synoviales présentent des altérations variables suivant qu'on les examine à une époque plus ou moins rapprochée du début de la maladie et suivant son intensité. La rougeur est plus ou moins foncée; tantôt elle apparaît sous forme de plaques, tantôt ce sont de fines arborisations que l'on suit facilement jusqu'au point où cesse la membrane. Dans notre *première observation,* la séreuse était épaissie et offrait à sa surface des dépôts de pseudo-membranes. Dans la *deuxième,* la membrane synoviale des articulations scapulo-humérales présentait dans toute son étendue une rougeur des plus intenses; on y remarquait d'innombrables vaisseaux merveilleusement injectés qui cessaient brusquement sur les cartilages articulaires. Pour la *troisième observation,* déjà rapportée dans ma thèse, j'ai fait faire une planche qui montre très-exactement ces altérations; la première figure représente la rotule et une portion de la capsule synoviale vivement injectée, mais par plaques; la seconde, une frange synoviale dont les vaisseaux artériels sont très-larges et très-distendus. Dans le poignet droit, on trouve une fausse membrane d'un centimètre à peu près. Dans la *quatrième observation*, la synoviale est injectée et épaissie dans l'articulation tibio-tarsienne droite. Dans l'articulation fémoro-tibiale du même côté, on constate un épaississement très-marqué de la synoviale au niveau de la poche que forme cette membrane au-dessus de la rotule, et en l'examinant contre le jour, on voit une très-fine injection. Dans toutes ces observations, le tissu fibreux a été trouvé sain; M. Andral a noté ce fait, que *les ligaments, les tendons n'avaient subi aucune lésion.*

Que l'on ouvre l'ouvrage de M. Bouillaud, l'on verra que les faits qu'il renferme sont conformes à ceux que nous avons rapportés. Chez le sujet de la *vingt-huitième observation*, la synoviale avait quatre à cinq millimètres d'épaisseur, et, pour avoir une juste idée de cette altération, il faut se rappeler ce qu'elle est à l'état normal, elle était *ulcérée* en plusieurs points. Les désordres que nous venons de décrire ne sont pas toujours limités à la synoviale, l'inflammation s'étend quelquefois, comme chez le malade de notre observation II, aux bourses muqueuses qui entourent l'articulation; enfin, dans un certain nombre de cas, les extrémités osseuses sont tuméfiées, rouges, inégales, ulcérées, cariées, elles subissent enfin toutes les transformations chroniques que nous n'avons pas à examiner ici, et pour l'étude desquelles nous ne pouvons mieux faire que renvoyer le lecteur au travail de M. Richet.

Les altérations que nous venons de décrire se rencontrent-elles chez tous les sujets qui succombent pendant le cours d'une arthrite rhumatismale? Non, sans doute, et c'est le défaut de lésions appréciables, dans quelques cas, qui a porté certains médecins à nier l'anatomie pathologique de cette maladie. M. Grisolle dit qu'il lui a été donné d'examiner les articulations de quatre individus qui, par *suite de quelque complication*, avaient succombé promptement dans le cours d'un rhumatisme articulaire, et qu'il n'a pu trouver aucune lésion appréciable; nous avons aussi observé de semblables faits. Je me rappelle avoir recueilli dans le service de M. Briquet, en 1850, l'observation d'un homme d'une trentaine d'années, fort, vigoureux, atteint depuis quelques jours d'un rhumatisme articulaire très-aigu; presque toutes les grandes jointures étaient envahies. On le soumet au traitement du sulfate de quinine à la dose de trois grammes cinquante par jour; au bout de quarante-huit heures des accidents cérébraux apparaissent avec une grande intensité, on continue la médication en diminuant la dose ; le délire augmente, et deux jours après le malade était mort. Nous avons fait l'autopsie avec le plus grand soin ; les articulations malades ont toutes été ouvertes et nous n'avons trouvé ni injection de la membrane synoviale, ni pus, ni flocons albumineux, mais seulement une teinte un peu terne de la séreuse articulaire. Quelle conséquence tirer de semblables faits? La négation de l'anatomie pathologique du rhumatisme articulaire ? Je ne le pense pas. Le malade dont nous venons de parler est certainement mort d'une intoxication quinique ; plus tard nous reviendrons sur cette grave question, mais il n'a pas été tué par son rhumatisme. Ce n'est pas à la période et dans les conditions où il était, qu'il est donné de rencontrer dans les articulations les altérations décrites plus haut. Les malades dont parle M. Grisolle *ont succombé à quelque complication* comme il le dit, et non au rhumatisme lui-même ; or, dans ces cas, nous sommes témoin d'une loi de physiologie pathologique que chacun connaît et qu'Hippocrate a formulée. En effet, lorsqu'une simple congestion, une hypérémie se produit, et que sur un autre point un travail pathologique plus énergique apparaît, il absorbe pour ainsi dire toutes les forces de l'organisme, *et obscurat alterum.* Il n'est donc pas étonnant que l'on ne rencontre pas de lésions appréciables lorsque les malades, dans le cours du rhumatisme articulaire, sont enlevés par une autre maladie. Que l'on se souvienne d'ailleurs de ce que nous faisions remarquer plus haut, que pour les membranes synoviales ce n'est qu'à l'aide des expériences sur les animaux qu'il est possible de constater la première période de l'inflammation. Dans certaines conditions *elle disparaît assez rapidement.* Ce fait prouve donc qu'à l'autopsie, la rougeur inflammatoire peut manquer, sans que l'on puisse conclure toujours que l'inflammation n'a pas existé. Après tout, nous convenons volontiers que l'anatomie pathologique du rhumatisme articulaire n'est pas aussi *grosse,* ne se présente pas aussi facilement sous le scalpel que celle de la pneumonie, de l'apoplexie cérébrale, de l'hypertrophie du cœur, etc., mais est-ce donc une raison pour la nier? Ne savons-nous pas que pour la pathologie cérébrale, la difficulté de retrouver après la mort, dans un certain nombre de cas, les traces des affections qui, pendant la vie, y avaient leur siége, a été l'une des causes les plus puissantes de la lenteur du progrès, faudrait-il pour ces raisons nier l'anatomie pathologique des maladies de l'encéphale?

Nous nous sommes suffisamment expliqué pour que le lecteur soit convaincu qu'à nos yeux, si l'absence de rougeur n'est pas une preuve qu'il n'y a pas eu d'inflammation, sa présence ne nous suffit pas à elle seule pour la caractériser. Pour que l'on soit en droit de rattacher cette rougeur à l'inflammation, il faut, entre autres caractères, que toutes les causes qui peuvent donner lieu à l'imbibition cadavérique n'existent pas, et que pendant la vie on ait constaté tous les signes évidents d'une phlegmasie.

J'aurais voulu ne parler du sang qu'après avoir rapporté les observations dans lesquelles ses caractères ont été notés avec soin, mais *cette chair coulante*, comme on l'a ingénieusement appelé, fait partie intégrante de l'anatomie pathologique, et je ne puis l'en séparer.

Lorsqu'un malade est atteint d'un rhumatisme articulaire aigu, fébrile, et je le suppose très-intense, le sang présente des caractères toujours identiques et qui ne peuvent jamais échapper à l'œil du clinicien ; il suffit, en effet, de les avoir observés quelquefois pour que toute erreur soit impossible. Mais ce sang présente des différences que nous allons faire connaître, suivant qu'il est retiré par la lancette ou par les ventouses. Si la saignée a bien coulé et par une assez large ouverture, que l'on évite de l'agiter, on remarque au bout de quelques instants à sa surface une teinte irisée et la partie supérieure du caillot prend la consistance d'une gelée de viande qui forme plus tard une couenne, laquelle présente quelques traces de vaisseaux. Lorsque cette couenne est parfaitement formée, son épaisseur atteint quelquefois plusieurs millimètres, elle est opaque, ferme, et présente une résistance telle que l'on peut assez fortement la tirer sans la rompre ; elle est à demi organisée en membrane et ressemble, suivant la remarque de M. Bouillaud, à une peau de chamois. Le plus souvent cette couenne est retroussée, plissée sur ses bords, et présente quelques rides à sa surface. Au-dessous de cette couenne est le caillot qui suit la rétraction de la couenne, ce qui lui donne la forme d'un champignon. Ce caillot, moins résistant que la couenne, offre cependant encore une certaine fermeté, on peut le soulever, le secouer sans qu'il se rompe, et il reste à peine après la main quelques traces de matière colorante du sang ; il est d'un rouge assez vif, mais lorsque la couenne atteint une épaisseur très-considérable, le coagulum, qui est au-dessous, est en si petite quantité qu'il est mollasse et d'un rouge foncé.

La sérosité dans laquelle nage le caillot est d'une limpidité comparable à de l'eau de source, d'une couleur citrine, et d'autant plus abondante que le retrait du caillot et de la couenne est plus considérable, ce qui s'explique, puisque cette sérosité est elle-même d'autant mieux exprimée.

A mesure que l'inflammation diminue, la couenne devient plus mince, et dans quelques cas, elle peut manquer, mais le caillot conserve encore des caractères qui ne peuvent laisser de doute dans l'esprit d'un médecin ayant quelque habitude de ce genre d'examen. En effet, il est rétracté, et il offre une très-grande consistance, sa résistance est telle qu'elle ressemble assez à celle que donne un morceau de gluten que l'on tire, ce qui lui a fait donner, par M. Bouillaud, le nom de *caillot glutineux ;* en même temps il est d'une rougeur vive, rutilante.

Quand on a fait appliquer des ventouses scarifiées sur les articulations malades, les rondelles sont fermes, elles présentent aussi cette consistance *glutineuse,* elles se réunissent en une masse formant un caillot glutineux, rétracté, d'un rouge assez vif ; je l'ai vu plusieurs fois recouvert d'une véritable couenne, et l'on peut le soulever sans qu'il se rompe. Plus l'inflammation est intense, plus les caractères que je viens de mentionner sont marqués, et plus la sérosité dans laquelle nagent les rondelles est limpide.

Si j'avais à décrire les caractères du sang que l'on retire chez les sujets atteints de pneumonie, de pleurésie, en un mot, des maladies le plus franchement inflammatoires aux yeux de tous les médecins, ils seraient si complétement identiques à celui des rhumatisants, que le clinicien le plus exercé en voyant ce sang ne pourrait dire s'il est celui d'un pleurétique ou d'un malade atteint de rhumatisme articulaire aigu. Déjà Sydenham avait fait cette judicieuse remarque, car, en parlant de ces derniers, il dit : « *Le sang que l'on retire est semblable à celui des pleurétiques.* » Que l'on se rappelle que c'est dans l'arthrite rhumatismale que MM. Andral et Gavarret ont trouvé le chiffre le plus élevé de fibrine, et quand le moment sera venu de rechercher la nature de cette maladie, nous verrons le parti que nous aurons à tirer de cette remarque.

Nous venons de terminer le chapitre relatif à l'anatomie pathologique de l'arthrite rhumatismale, mais avant de continuer la description de cette maladie, nous tenons à rapporter un certain nombre d'observations très-complètes qui nous serviront de matériaux. J'ai laissé de côté les cas légers et les cas moyens pour n'examiner que les cas graves, pensant que c'est avec ceux-là seulement que l'on peut véritablement juger de la valeur d'une méthode thérapeutique.

OBSERVATION V. — *Rhumatisme articulaire aigu avec coïncidence d'endo-péricardite. Guérison au commencement du deuxième septenaire.*

Le nommé R..., ébéniste, âgé de trente-deux ans, né en Belgique, d'une force moyenne, d'un tempérament lymphatique, un peu anémié et souffrant depuis une huitaine de jours, est entré à la Charité le 18 novembre 185.... Couché au n° 10 de la salle Saint-Jean de Dieu. Depuis une dizaine d'années qu'il habite Paris, c'est sa première entrée à l'hôpital.

Il y a une dizaine de jours qu'ayant été refroidi, le corps étant en transpiration, il fut pris de douleurs dans les articulations du pied, du genou et de la hanche gauches ; il garda le lit. Un médecin appelé conseilla des frictions qui soulagèrent un peu et permit de prendre des bouillons et des potages. Deux jours après les mêmes articulations restant gonflées et douloureuses, celles du pied droit et de l'épaule du même côté furent prises. Le malade se décida à entrer à l'hôpital. — Le 18 novembre, à la visite du matin, on constate l'état suivant : Le visage est animé, céphalalgie assez vive, la température de la peau est élevée ; le pouls assez régulier, dur, est à 116-120. Le genou droit est très-notablement plus gros que l'autre, il a une forme globuleuse. La rotule est soulevée par une épanchement dans l'articulation. Le pied du même côté est très-gonflé aussi, surtout autour de la malléole externe. Le pied gauche est à peu près dans les mêmes conditions. Toutes ces articulations sont très-douloureuses, la peau est dans ces points le siége d'une rougeur très-marquée. — La respiration est bonne dans toute l'étendue de la poitrine.

Le cœur est exploré avec le plus grand soin et voici ce que l'on constate : La région précordiale offre un développement anormal : par la percussion on constate une matité plus étendue qu'à l'état physiologique, surtout en bas et en dehors ; en la dessinant avec une plume, on trouve vers la pointe une forme plus évasée, plus large, à convexité inférieure et présentant un assez grand diamètre. La pointe du cœur ne correspond pas à la limite extrême de la matité, mais elle bat plus haut, ce qui tient à un épanchement péricardique, lequel a, en raison de sa pesanteur, occupé les parties les plus déclives. A l'auscultation, on entend les battements plus éloignés de l'oreille qu'à l'état normal, et vers la pointe un souffle rude qui semble surajouté au premier claquement, mais n'empêche pas de l'entendre. Vers la base on entend un frottement superficiel très-distinct du souffle dont nous venons de parler et occasionné évidemment par le glissement des deux feuillets du péricarde recouverts de fausses membranes; en appliquant la main dans cet endroit, on sent un frémissement bien marqué. — Souffle chlorotique continu dans les carotides. — Rien à noter du côté des autres organes.

Presc. Une saignée du bras de 3 palettes et demie répétée le soir, une application de ventouses scarifiées sur la région précordiale, même dose. Gomme, 3 pots. Une pilule d'opium de 0,03 pour le soir. Diète.

19 au matin. Les articulations des membres inférieurs sont notablement dégagées; le malade se plaint seulement de l'épaule gauche; la rougeur de la peau a presque totalement disparu. Le pouls est encore à 116-120 avec les mêmes caractères qu'hier. L'état du cœur est sensiblement le même qu'hier. Les bruits anormaux de la pointe et de la base sont à peu près les mêmes, le souffle de la pointe est cependant moins rude. Le sang des saignées a les caractères les plus franchement inflammatoires, la couenne est très-épaisse, retroussée sur les bords; le caillot a la forme d'un champignon, il est ferme : il se laisse soulever sans se rompre ; la sérosité est très-limpide. Le sang des ventouses est pris en une seule masse glutineuse, résistante, et la sérosité est à peine rougie.

P. Saignée du bras de 3 palettes et demie répétée le soir, vésicatoire sur la région précordiale; pour le reste *ut supra*. Diète.

Le 20 au matin, les jointures sont complétement dégagées, mais il n'en est pas de même du péricarde; quoiqu'à un degré moindre, vers la base et au niveau de la crosse de l'aorte, on entend encore le frottement. A la pointe, le tic-tac s'entend très-distinctement et à peine trouve-t-on vestige du souffle rude qui existait la veille. Les deux saignées présentent les mêmes caractères que les premières. Les urines traitées par l'acide azotique ne précipitent pas. Même prescription, moins les saignées et le vésicatoire. Diète.

Le 21 au matin. Le pouls est tombé à 92-96, et la température de la peau a baissé dans la même proportion. La matité de la région précordiale a repris ses limites physiologiques. A l'auscultation on entend un tic-tac bien frappé, sans mélange de bruits anormaux. Rien n'est revenu du côté des jointures qui se meuvent facilement et sans la moindre douleur. Pres. *ut supra*. Diète.

Le 22. L'état du malade est sensiblement le même que la veille; le cœur est exploré avec le plus grand soin, on constate que ses claquements sont bien frappés, sans accompagnement des bruits constatés au début de la maladie; vers la base on entend un très-léger souffle qui se rattache à l'état anémique du sujet. Même prescription que la veille.

Le 23. Même état du malade, les jointures restent toujours très-libres et rien n'est survenu du côté du cœur. On donne deux bouillons.

Le 24. Le pouls est tombé à 76. Rien de nouveau du côté des articulations et du cœur. Deux bouillons et un potage ; jusqu'au 28, on continue le même régime et le 29 on lui donne une portion ; le 2 décembre, il mange deux portions et sort quelques jours après dans un état très-satisfaisant. Je trouve au bas de mes notes que chaque jour le malade a été interrogé avec soin pour savoir s'il éprouvait dans la région du cœur quelque douleur, et chaque fois sa *réponse était négative*.

Remarques. Cette observation est curieuse à plus d'un titre. Une arthrite rhumatismale grave se déclare chez un sujet anémié, le cœur est pris *intus et extra*, c'est-à-dire que c'est tout à la fois le péricarde et l'endocarde ; l'endo-péricardite ne se révèle par aucune douleur, et les signes physiques seuls peuvent faire diagnostiquer la maladie. Malgré l'état du sujet, une médication très-active est employée en l'espace de quarante-huit à cinquante heures, et vers la fin du premier septenaire le malade était convalescent ; il était complétement guéri au commencement du second, c'est-à-dire dix à onze jours après son entrée à l'hôpital d'où il est sorti sans trace de lésion organique du côté du cœur.

OBSERVATION VI. — *Rhumatisme articulaire aigu avec coïncidence de péricardite. Guérison complète à la fin du premier septenaire.*

Le nommé ..., né à La Villette, âgé de vingt ans, d'une bonne constitution, entra à la Charité le 8 novembre 185... Il est couché au n° 18 de la salle Saint-Jean de Dieu.

C'est sa première entrée à l'hôpital, il ne se souvient pas avoir fait de graves maladies. Il dit qu'il est indisposé depuis une quinzaine de jours, mais il est seulement retenu au lit depuis quatre par des douleurs très-vives qui l'empêchent de se mouvoir et de dormir ; elles ont envahi les deux articulations fémoro-tibiales et les deux articulations tibio-tarsiennes qui sont aussi gonflées. Il a pris chez lui deux bains de vapeur qui l'ont un peu soulagé, sans le guérir, et le lendemain une purgation.

Le 9, nous constatons l'état suivant : le pouls est à 92-96, et la température de la peau très-élevée semble indiquer que la fréquence du pouls n'est pas en rapport avec l'intensité de la fièvre. Les articulations des membres inférieurs sont très-gonflées, très-douloureuses, et la peau autour du genou droit est le siége d'une rougeur bien marquée. Le poignet gauche est pris aussi, et les veines du dos de la main sont dilatées ; les articulations du coude et de l'épaule du même côté sont prises. Celles du poignet et de l'épaule droites sont moins fortement envahies. La matité de la région du cœur est sensiblement normale ; cependant, la pointe de cet organe semble descendre un peu plus bas. Lorsque l'on applique la main dans cette région, on sent très-distinctement un frottement disséminé, et à l'auscultation on entend un bruit de frôlement superficiel qui se passe évidemment dans le péricarde. Ce frôlement, à mesure que l'on se rapproche de l'orifice auriculo-ventriculaire gauche, devient un peu sibilant, mais en éloignant très-lentement l'oreille de la paroi de la poitrine, on cesse d'entendre le froissement et l'on retrouve les deux claquements, ce qui prouve que c'est bien du côté du péricarde que sont les désordres. Rien à noter du côté des autres organes.

Prescription. — Une saignée du bras de trois palettes et demie, répétée le soir, et, dans l'intervalle, une application de ventouses scarifiées ; même dose sur la région précordiale, le poignet, la main et le coude gauches. Trois pots de tisane. Diète.

Le 9 au matin. Le malade a passé une nuit relativement meilleure que les autres. Ce matin, les articulations sont bien moins gonflées et moins douloureuses ; il peut un peu les mouvoir. La matité de la région précordiale est normale et la pointe est un peu remontée. Les deux claquements valvulaires sont parfaitement frappés, et à peine trouve-t-on un reste du frôlement que l'on avait constaté hier ; le pouls est tombé à 84. La température de la peau est moins élevée. Le caillot des saignées est rétracté, recouvert d'une couenne épaisse, organisée et présentant des vascularisations ; celui des ventouses est pris en une seule masse résistante, elle se laisse soulever sans se rompre, et laisse à peine après les mains quelque trace de la matière colorante du sang.

P. Une nouvelle saignée du bras de 3 palettes et demie à 4 palettes. Les jointures sont entourées de ouate; pour le reste, *ut supra.* Diète.

Le 10. Le malade a passé une bonne nuit, il a dormi cinq à six heures sans se réveiller. Le matin il peut mouvoir toutes les jointures sans presque aucune douleur ; elles ne sont plus gonflées. On explore la région du cœur avec le plus grand soin et l'on ne peut retrouver le plus petit vestige du frôlement péricardique. Le malade, interrogé avec soin, nous assure que jamais il n'a ressenti dans cette région la moindre douleur, ni pendant les fortes inspirations, ni pendant qu'on le percutait. Le pouls est tombé à 68-72. Le caillot de la saignée est recouvert d'une couenne moins épaisse que celle de la veille.

P. 3 pots de tisane ; une pilule d'opium 0,03 pour le soir. Diète..

Le 11. Le mieux se continue.

Le 12. Le malade est tout à fait bien, on lui donne deux bouillons.

Le 14. Le pouls est tombé à 58. La température de la peau est normale. La moindre douleur n'est pas revenue du côté des jointures. Le cœur est complétement dégagé ; on donne au malade une portion.

Le 15 il en a deux et quelques jours après il sort bien guéri.

Remarques. Lorsque ce malade est entré, on aurait pu croire, en ne considérant que le nombre des pulsations, 92, que la fièvre était assez modérée; mais la température de la peau était très-élevée et nous avons pensé que nous avions là un sujet chez lequel, à l'état normal, le pouls est au-dessous de la moyenne; c'est en effet ce que nous avons pu constater; car pendant son séjour à l'hôpital nous avons toujours compté 54, 58 pulsations par minute. C'est, de plus, un bel exemple d'une guérison rapide sous l'influence d'un traitement antiphlogistique bien mesuré. Enfin, chez ce malade, nous avons constaté tous les signes d'une péricardite et, jamais il n'a ressenti de douleur dans la région précordiale.

OBSERVATION VII. — *Arthrite rhumatismale avec coïncidence d'endo-péricardite, pleurésie quelques jours après l'entrée du malade à l'hôpital. Convalescence commençant à la fin du premier septenaire; rechute.*

Le nommé A. G..., menuisier, âgé de vingt-huit ans, né à Paris, est malade depuis trois à quatre jours. Dans la nuit, il s'est réveillé avec des douleurs dans l'articulation coxo-fémorale gauche, qu'il attribue au refroidissement qu'il aurait eu la veille; il ne peut se tenir debout, et se fait porter à l'hôpital où il entre le 26 janvier, salle Saint-Jean de Dieu, n° 6. Le 26, à la visite du soir, le malade nous raconte que, deux jours avant, le genou gauche a été le siége d'une douleur très-vive sans notable augmentation de volume. Le lendemain il ne peut se lever et dans la journée, le genou droit et les deux pieds sont envahis, ils deviennent le siégo d'une très-vive douleur; pour tout traitement on lui a mis des cataplasmes sur les jointures malades. Nous constatons l'état suivant : c'est un sujet d'une constitution débile, d'un tempérament lymphatique, ayant la peau et les muqueuses décolorées, un bruit de souffle continu et très-marqué dans les carotides et surtout dans la gauche. Dans ce moment il a le visage animé, exprimant une souffrance assez vive. La peau est sèche, d'une température très-élevée (au moins 40 degrés cent.). Le pouls large, développé quoique un peu mou, est à 108-112. Les deux articulations tibio-fémorales sont douloureuses et augmentées de volume; la gauche surtout est le siége d'un épanchement assez abondant qui donne à l'articulation cette déformation si particulière; en dehors, la peau est le siége d'une rougeur très-prononcée; le malade ne peut fléchir la jambe sur les cuisses et même la pression des draps du lit est douloureuse. Les deux pieds sont aussi envahis, très-douloureux et gonflés. La matité de la région précor-

diale est notablement augmentée, et vers la pointe on entend au premier
temps un froissement péricardique ; le malade nous assure ne ressentir
dans la région précordiale aucune douleur. On prescrit une saignée du
bras de 3 palettes et demie.

Le 27 au matin. Le malade est examiné avec plus de soin que la veille
au soir ; nous le trouvons, pour ainsi dire, *cloué* dans son lit où il ne peut
faire le moindre mouvement, tant les douleurs sont intenses. Les genoux
sont très-douloureux à la pression et au moindre mouvement ; ils sont
augmentés de volume, les dépressions naturelles ont disparu ; les deux rotules sont soulevées par un épanchement abondant. Les pieds sont très-
tuméfiés, très-douloureux, le gauche surtout ; la saillie des malléoles est
complétement effacée. La face dorsale du pied droit est le siége d'une rougeur érythémateuse qui s'étend en dedans jusqu'en arrière de la malléole
interne. Légère douleur dans l'épaule gauche mais n'empêchant pas les
mouvements. — La matité de la région précordiale est beaucoup plus grande
qu'à l'état normal ; elle a 11 cent. de hauteur et 9 de largeur ; vers la
pointe, cette matité est arrondie en forme de sac, mais elle varie suivant la
position que l'on fait prendre au malade : quand on le fait coucher sur le
côté droit, la matité a moins d'étendue à gauche, mais elle augmente à
droite. La pointe du cœur bat dans l'endroit habituel, mais la matité s'étend
au moins à un travers de doigt en bas et en dehors. En appliquant la
paume de la main, on sent un frottement au niveau de la pointe. — L'auscultation fait entendre là un froissement péricardique au premier temps,
ne couvrant pas complétement les claquements valvulaires, mais les ren-
dant un peu sourds et voilés. A mesure que l'on s'éloigne de la pointe du
cœur pour se rapprocher de la base, les claquements deviennent plus
clairs, plus distincts, et le souffle d'orifice de la veille a très-notablement
diminué. Le malade n'éprouve aucune douleur dans la région précordiale.
La peau est sèche, très-chaude : mesurée au thermomètre, elle donne 41
degrés cent. et demi. Le pouls est à 104-108. La saignée de la veille présente un caillot rétracté, surmonté d'une couenne très-épaisse.

Prescription. Saignée du bras de 3 palettes et demie que l'on répétera
le soir ; ventouses scarifiées, même dose, sur la région du cœur ; cataplasmes sur les jointures douloureuses. Pil. opium, 0,05 ; 3 pots de tisane.
Diète.

Le 28 au matin. Le malade a mieux dormi que les nuits précédentes
les douleurs sont moins vives et sa physionomie est plus calme. Les deux
genoux sont bien diminués et moins douloureux, le gauche surtout. Les
jointures des pieds sont dégonflées et la rougeur a disparu : le malade peut
un peu les mouvoir. Quelques douleurs dans les jointures du bras droit,
mais elles ne sont pas très-intenses et ne gênent que peu les mouvements.
La matité de la région précordiale a presque complétement disparu ; le
frottement de la pointe est moindre ; les claquements valvulaires sont
mieux frappés, plus nets. Le pouls est tombé de 104-108 à 84-88.
La température de la peau est moindre, 39 3/4. Le sang des saignées

présente les mêmes caractères que celui de la veille ; celui des ventouses est pris en une seule masse d'un rouge vif et d'une consistance gluti- neuse ; la sérosité est à peine rougie.

Prescription. Une nouvelle saignée de 3 palettes et demie ; un vésica- toire sur la région du cœur. Pour le reste, *ut supra.* Diète.

Le 29 matin. Le malade est tout à fait bien, il a dormi une partie de la nuit. Les jointures sont complétement dégagées, elles peuvent se mou- voir sans déterminer la plus légère douleur. On ne constate plus rien d'anormal du côté du cœur. La peau est moite, d'une température sensi- blement normale, le pouls est tombé à 80-84. Le sang de la saignée pré- sente des caractères moins inflammatoires que celui des précédentes ; la couenne est moins épaisse, le caillot moins rétracté.

Prescription. La même que la veille moins le vésicatoire et la saignée. Diète.

Le 30 et le 31. Le mieux se continue, le malade dort bien ; la peau est d'une température normale, le pouls est tombé à 76. Le malade prend un bouillon.

Le 1er février. Le mieux se soutient quoique le malade accuse quelques douleurs erratiques dans les membres supérieurs ; il a d'abondantes trans- pirations.

Prescription. Cataplasmes autour des jointures et frictions laudanisées. Gomme, 3 pots ; 2 bouillons.

Le 2 février. Sous l'influence d'un refroidissement arrivé pendant la nuit, le malade étant en transpiration, les articulations du coude et des poignets sont reprises des deux côtés, elles sont gonflées et douloureuses. Le pouls est remonté à 96-100. La température de la peau est fébrile, le vi- sage exprime un grand abattement. Le malade est ausculté avec soin et l'on trouve dans la région précordiale le froissement péricardique et le souffle d'orifice revenus. En arrière à gauche on trouve dans tout le tiers inférieur de la poitrine une matité complète ; à l'auscultation, absence de bruit respiratoire, un souffle métallique pendant l'expiration, et lorsque l'on fait parler le malade, la voix est egophonique ; il y a enfin tous les signes d'un épanchement pleurétique. Nous voilà donc en présence d'une maladie nouvelle et dans les circonstances les plus défavorables ; la situation du malade est trop grave, il faut agir.

Prescription. Une saignée de 2 palettes et demie à 3 palettes. Un vési- catoire en arrière à gauche. Pil. opium, 0,03. Gomme 3 pots. Diète.

Le 2 au soir, à la visite. Le pouls est à 92-96, le malade respire un peu mieux. Ni le froissement péricardique, ni le souffle d'orifice n'ont aug- menté.

Le 3 au matin. Le malade se sent mieux, il a bien supporté la saignée de la veille, le caillot est recouvert d'une couenne épaisse. La température de la peau est moins élevée que la veille ; le pouls est vibrant, mou, flasque, à 72-76. La matité précordiale a les mêmes limites qu'hier ; le malade ne ressent aucune douleur dans cette région ; le froissement péricardique et

le souffle d'orifice sont moins marqués que la veille. En arrière de la poitrine, la respiration s'entend un peu, il n'y a ni souffle, ni retentissement
de la voix. Gom. 2 pots ; orge, chiend., 2 pots. Diète.

Le 4 février, matin. Le mieux se continue, le malade a un peu dormi.
Toutes les articulations sont libres, sauf celle du poignet gauche qui est
encore gonflée et douloureuse. Le visage est bon. Le pouls a les mêmes caractères que la veille, il est à 72-76. La température de la peau, est presque normale. Le souffle d'orifice et le froissement péricardique sont notablement moindres, mais l'épanchement péricardique persiste. Le malade
sent qu'il respire mieux, ce n'est que dans les profondes inspirations qu'il
est gêné ; on ne l'ausculte pas afin de lui éviter toute fatigue.

Prescription. Gom., 2 pots ; orge chi. 2 pots ; une pilule opium 0,03.

Le 5 février. Le mieux se soutient, les douleurs articulaires sont presque
réduites à rien. Le pouls est à 70. La respiration encore un peu gênée,
l'est sensiblement moins que les jours précédents. Le claquement valvulaire s'entend mieux, et le froissement péricardique a encore diminué.
Même prescription que la veille.

Le 6 février. Le malade souffre un peu dans les jointures, surtout celle
du poignet gauche, cependant il a assez bien dormi cette nuit. Le
pouls est à 80 ; la peau un peu plus chaude que la veille. La respiration est
un peu gênée, en arrière de la poitrine la matité a diminué, on entend
quelques froissements pleuraux ; la respiration, quoique faible, est un peu
revenue. Dans la région précordiale, la matité est plus étendue qu'à l'état
normal ; la pointe du cœur bat en haut et en dedans de cette matité ; le
froissement péricardique est le même que la veille.

Prescription. Un nouveau vésicatoire volant sur la région du cœur. Pour
le reste, *ut suprà.* Diète.

Le 7 et le 8. Le malade est mieux, la respiration est sensiblement meilleure. Du côté du cœur, même chose, même prescription.

Le 9. La température de la peau est presque normale ; le pouls est à
64. La respiration est beaucoup meilleure ; le malade peut se coucher sur
le dos sans gêne. Le froissement péricardique et le souffle d'orifice sont de
même que les jours précédents.

Prescription. Deux bouillons, une portion de lait, *ut suprà.*

Le 10 et le 11. Cette nuit, le coude et le poignet gauches sont repris, la
douleur est assez vive, pas de gonflement notable ; rien du côté des autres
articulations. L'épanchement péricardique persiste à un travers de doigt à
peu près au-dessous de la pointe ; le froissement péricardique est toujours
assez marqué à la base, les claquements sont un peu voilés.

Prescription. Ouate autour des jointures du poignet et du coude, frictions laudanisées. Deux bouillons.

Le 12. Les douleurs articulaires sont moindres, le malade a un peu dormi ; même prescription que la veille.

Le 13. Le malade a bien dormi, il a un bon visage. Le pouls est à 60-64.

La température de la peau presque normale. Le malade n'a de douleurs nulle part. La matité de la région précordiale, quoique plus étendue qu'à l'état normal, tend cependant à diminuer. Deux bouillons, une soupe, un potage.

Le 14 et le 15. Même état, le mieux se soutient.

Le 16. En raison de la persistance de l'épanchement péricardique, on remet un nouveau vésicatoire volant. Deux bouillons.

Le 17. Le visage du malade est excellent, il dort bien, reprend quelques forces. Nulle part il ne ressent de douleurs ; la respiration est libre, le pouls est à 60. L'épanchement péricardique est presque nul, la pointe du cœur bat sensiblement au niveau de la matité ; le froissement péricardique est moins fort, ainsi que le souffle d'orifice.

Prescription. Deux bouillons, deux potages, deux granules de digitaline.

Le 18. Le malade est tout à fait sans fièvre, la peau est bonne, le pouls est à 60. Plus de douleurs dans les jointures, le malade remue tous ses membres sans souffrir. Du côté du cœur, l'épanchement a complétement disparu, la matité a repris ses limites physiologiques. Le froissement péricardique est surtout sensible à la base, il couvre, avec le souffle d'orifice, le premier claquement. Même prescription que la veille.

Le 19. L'état du malade est satisfaisant ; il dort bien, il n'a plus de fièvre. On lui donne une portion.

Le 20. Le malade demande à sortir, rien ne s'y oppose. Nous l'examinons encore avec soin et nous trouvons l'épanchement pleurétique complétement disparu ; quelques froissements pleuraux ; la respiration s'entend dans tous les points de la poitrine. Du côté du cœur, plus d'épanchement ; le froissement péricardique est plus clair, plus disséminé ; le souffle d'orifice est moins fort et s'entend profondément à la pointe.

Remarques. Cette observation est intéressante à plus d'un titre. Un malade d'une pauvre constitution est pris d'un rhumatisme très-grave ; il supporte bien une médication active qui le délivre de sa maladie en quelques jours. Sous l'influence de la cause habituelle du rhumatisme, une rechute arrive avec non-seulement une coïncidence d'endo-péricardite, mais encore de pleurésie ; le traitement ne peut être complet, et dès lors, la guérison se fait longtemps attendre, le malade sort avec quelques désordres du côté du cœur, tandis que sous l'influence du premier traitement, et la péricardite et l'endocardite avaient rapidement cédé.

OBSERVATION VIII. — *Arthrite rhumatismale avec endo-péricardite; guérison complète à la fin du deuxième septénaire.*

La femme Thuillier (Adèle), âgée de vingt-deux ans, est entrée, le 5 mars 185 , à la Charité; elle est couchée au n° 4 de la salle des femmes. Depuis deux ans qu'elle habite Paris, elle a été saignée trois fois pour des palpitations et de fréquents maux de tête ; pas d'antécédents de rhumatisme. La malade nous raconte qu'il y a une douzaine de jours à peu près, après avoir fait une longue course, elle entra en transpiration ; quelques instants après, elle eut froid et fut prise de frissons ; elle ressentit des douleurs générales sans localisations, un mal de gorge très-violent. Elle prit un grand bain trois jours après, et c'est le surlendemain que les articulations furent envahies par la douleur ; les deux hanches furent prises, puis les deux pieds ; le lendemain, l'épaule droite, puis successivement tout le membre supérieur de ce côté. Elle garda le lit jusqu'au 5 mars, jour de son entrée.

Le soir à la visite, je la trouve dans l'état suivant : constitution de force moyenne, tempérament lymphatique, peau blanche et fine. Le visage exprime une souffrance extrême, la malade ne sait quelle position prendre dans son lit, les jambes sont à demi fléchies sur les cuisses ; le coude-pied droit est très-douloureux, sans gonflement ni rougeur; le genou du même côté est plus gros que le gauche, sans épanchement appréciable ; le poignet droit est fortement tuméfié, il est arrondi, et les veines de la face dorsale sont tendues. — *Cœur.* La matité paraît un peu augmentée, la pointe bat dans le cinquième espace intercostal; à ce niveau, on sent, en appliquant la main, un léger frémissement, et l'auscultation fait entendre un frottement superficiel qui se passe au premier temps. A la base, il y a aussi un bruit de souffle assez rude qui accompagne le premier temps, mais il est profond et circonscrit. Bruit de souffle continu dans les carotides, pouls 123-128. — Saignée de 3 palettes.

Le 6, à la visite du matin. La malade n'a pas dormi, les douleurs sont à peu près les mêmes qu'hier ; la matité du cœur est revenue à ses limites normales, les souffles sont à peu près les mêmes; pouls 124-128. La saignée est fortement couenneuse. — Nouvelle saignée de 2 palettes et demie; ventouses scarifiées, sur le cœur, même dose; gomme 3 pots, cataplasmes autour des jointures malades, pil. op. 0,03 ; diète.

Le 7. Toutes les articulations des membres inférieur et supérieur droits sont dégagées, mais le poignet gauche est douloureux et un peu tuméfié. — *Cœur.* Le bruit de frottement qui se passe évidemment dans le péricarde a notablement diminué; les claquements s'entendent mieux, quoique faiblement; le souffle de la base est encore rude; pouls 104-108. Le sang de la saignée est couenneux, et celui des ventouses est pris en une seule masse glutineuse, qui nage dans un sérum limpide. — Saignée de deux palettes; même prescription pour le reste.

4

Le 8 au matin. La malade a un peu dormi, elle se trouve mieux ; le poignet gauche est complétement libre ; au cœur le frottement est moins fort que la veille. — Prescription *ut supra ;* diète.

Le 9. La nuit a été bonne ; on peut remuer le poignet gauche sans la moindre douleur ; le premier bruit du cœur se dégage de mieux en mieux, il n'y a plus qu'un léger léchement à la pointe ; pouls 96-100. — Un bouillon coupé en deux fois ; mêmes prescriptions pour le reste.

Le 10 et le 11. Le mieux se soutient, les articulations sont complétement dégagées ; il y a de la rougeur et une douleur vive au sacrum ; on prescrit des lotions avec le vin aromatique ; au cœur il n'existe plus qu'un léger frottement doux et moelleux ; à la pointe le claquement est un peu moins complétement frappé qu'à l'état normal, ce qui tient vraisemblablement à un peu d'épaississement de la valvule mitrale. — Gomme, 3 pots ; pil. op. 0,03 ; 2 bouillons.

Le 12, la malade a bien dormi ; même état. — Même prescription que la veille.

Le 13. La rougeur et la douleur du sacrum sont moindres ; la malade éprouve quelques difficultés pour uriner, mais il n'y a pas de douleur ; on la sonde. — 2 bouillons, 1 potage ; gomme, 3 pots.

Les 14, 15, 16 et 17. Le mieux se continue ; la malade dort toute la nuit, elle ne ressent aucune douleur dans les articulations, celle du sacrum a complétement disparu, ainsi que la rougeur. La difficulté pour uriner persiste, on sonde la malade. Au cœur on n'entend plus qu'un très-léger léchement, les claquements sont bien dégagés.

Le 18, la malade mange une portion ; cette difficulté dans l'émission des urines persiste encore, mais sans la moindre douleur. Enfin elle sort le 8 avril, dans un état très-satisfaisant ; elle s'est levée depuis assez longtemps, et n'a ressenti aucune douleur. Le cœur a son volume normal.

Remarques. Nous avons eu ici un rhumatisme datant de douze ou quinze jours, chez une jeune femme lymphatique et chlorotique, deux circonstances défavorables qui ont commandé quelque modération dans l'emploi des émissions sanguines. Malgré ces conditions, la convalescence commençait à la fin du premier septénaire, la guérison était complète à la fin du deuxième. Je dirai ici, afin de ne plus être obligé d'y revenir, que nous comptons comme durée de la maladie le temps écoulé depuis l'entrée du malade à l'hôpital jusqu'au jour où il mange une portion, alors seulement la guérison est confirmée. Mais nous notons cependant avec soin le temps passé hors de l'hôpital, et nous verrons que, contrairement à ce qui a été écrit, le traitement sera d'autant plus actif, la guérison plus longue à se faire attendre, que l'invasion de la maladie datera depuis plus longtemps. On le voit donc, la durée de la maladie n'est pas chose arbitraire, que l'on puisse abréger à son gré et pour le besoin de sa cause ; elle ne finit pas à partir du jour où le malade prend du bouillon de poulet, comme on s'est plu à l'écrire.

OBSERVATION IX. — *Arthrite' rhumatismale aiguë avec endo-péricardite et épanchement , guérison complète au commencement du deuxième septénaire.*

La femme Decan (Joséphine), âgée de quarante ans, née à Amiens, est entrée le 13 mai à la Charité ; elle est couchée au n° 6 de la salle des femmes; habituellement bien portante, pas d'antécédents de rhumatisme. Le 6 de ce mois, à la suite d'un refroidissement, la malade fut prise de frissons avec courbature générale ; le soir elle se mit au lit sans prendre de nourriture ; la nuit fut assez bonne, mais, le lendemain matin, en se levant, elle ressentit de vives douleurs dans les deux épaules et le genou droit ; elle se leva, et vers le milieu de la journée elle fut obligée de se mettre au lit. La nuit suivante, peu de sommeil, les deux poignets, le genou gauche et le pied du même côté furent successivement envahis ; elle ne fait aucun traitement et reste au lit jusqu'au 13, jour de son entrée à l'hôpital. A la visite du soir, je trouve la malade dans l'état suivant : constitution assez bonne, tempérament lymphatique, peau blanche et fine. Les jambes sont fléchies sur les cuisses et l'on détermine de vives douleurs quand on veut les étendre. Le genou droit est très-gros, et la rotule est écartée des condyles par un assez fort épanchement de liquide; la peau est chaude, et en dedans du genou on remarque un peu de roséole; le gauche est douloureux, mais n'est pas augmenté de volume. Les deux épaules sont très-sensibles à la pression, et lorsque l'on veut élever les bras; il n'y a pas de tuméfaction notable. — *Cœur.* La main ne peut, dans aucun point, trouver le choc de la pointe; la matité est notablement plus étendue qu'à l'état normal, elle descend à quatre travers de doigts au-dessous du mamelon, et affecte une forme particulière; le cône cardiaque est arrondi en dehors et en dedans, et ressemble à celui que l'on trouve dans l'hypertrophie de ce viscère: les bruits du cœur sont sourds et éloignés de l'oreille; à la base on entend un froissement large et superficiel, puis plus profondément un souffle circonscrit, et qui accompagne le premier temps. Aucune douleur dans la région du cœur ; pouls 116-120, peau brûlante et sans sueurs. — Saignée de 3 palettes et demie.

Le 14, à la visite du matin. La malade a peu dormi, la douleur des épaules est beaucoup moindre, mais les genoux sont à peu près dans le même état que la veille. La matité du cœur a diminué, mais on ne sent pas le choc de la pointe; le souffle et les frottements sont les mêmes qu'hier; pouls 100-104. Le sang de la saignée est recouvert d'une couenne épaisse. — Nouvelle saignée de 3 palettes, répétée le soir; ventouses scarifiées, 3 palettes, sur le genou droit et le cœur, où l'on applique un vésicatoire ; gomme, 3 pots; pil. op., 0,03 ; cat. sur les jointures douloureuses ; diète.

Le 15, au matin, La malade se trouve beaucoup mieux ; elle a dormi une partie de la nuit. Les deux épaules sont complétement dégagées, et le genou droit est presque revenu à son volume ordinaire, on peut fléchir et étendre la jambe sans grandes douleurs; le gauche est tout à fait libre. La matité du cœur est revenue à ses limites normales ; on sent la pointe dans le cinquième espace intercostal, les deux claquements bien détachés et plus rapprochés de l'oreille ; à la pointe et vers le bord du sternum, on entend un léger léchement ; le souffle de la base est bien diminué ; la chaleur de la peau est peu élevée; pouls 92-96. Le sang des deux saignées est couvert d'une couenne épaisse, et celui des ventouses, est pris en une seule masse, il nage dans une sérosité à peine colorée. — Gom., 3 pots ; pil. op., 0,05 ; diète.

Le 16. La nuit a été bonne, les articulations sont complétement dégagées, les claquements du cœur sont nets, et sous l'oreille, il ne reste plus que le froissement de la pointe, qui est bien diminué ; la peau est de chaleur presque normale ; pouls 82-86. — 1 bouillon.

Les 17 et 18. Le mieux se soutient, les jointures restent libres, le cœur est le même que la veille ; pouls 78-82, peau de chaleur normale. — 1 bouillon et 1 potage.

Les 19 et 20, la malade a pu se lever pour que l'on fasse son lit ; elle mange 2 potages et 2 soupes.

Le 22, on lui donne une portion ; à partir de ce jour-là, elle se lève tout le jour. Le cœur est dans un état parfaitement normal.

Remarques. Cette femme était malade depuis moins longtemps que celle qui fait le sujet de l'observation précédente, elle était plus forte, deux circonstances qui ont permis d'agir dans la mesure convenable; aussi la guérison était complète au commencement du deuxième septénaire, et rien n'est venu l'entraver.

OBSERVATION X. — *Arthrite rhumatismale aiguë avec coïncidence d'endo-péricardite; guérison complète vers le milieu du deuxième septénaire.*

Le nommé Lapray (Claude), âgé de cinquante-quatre ans, marchand ambulant, est entré le 20 janvier 185.. à la Charité ; il est couché au n° 26 de la salle Saint-Jean-de-Dieu. Il nous raconte que le 14, après une marche forcée, il entra en transpiration, et qu'en s'arrêtant sous une porte, il prit froid ; peu de temps après, il eut des frissons et une courbature générale. Il rentra chez lui pour se coucher, la nuit il ne put dormir ; le lendemani matin, il se leva comme d'habitude, mais il rentra se mettre au lit vers le milieu de la journée ; la nuit, insomnie, douleurs lombaires très-vives. — Le 17. Le malade reste alité, toutes les articulations du membre supérieur droit sont douloureuses, le genou et le coude-pied du même côté sont gonflés ; un médecin fait faire des frictions avec la pommade camphrée, pas de soulagement.

Le 20. Il entre, et le soir, à la visite, je le trouve dans l'état suivant : constitution de force moyenne, tempérament mal déterminé, cheveux bruns, face assez colorée. Le malade souffre beaucoup, on ne peut essayer de faire le plus léger mouvement sans déterminer de vives douleurs. Toutes les articulations du membre supérieur droit sont très-sensibles à la pression, il n'y a ni rougeur ni gonflement ; le coude-pied et le genou du même côté sont considérablement gonflés, la rotule est écartée des condyles fémoraux par un épanchement abondant ; tout mouvement est impossible. Le genou gauche est douloureux, mais il a conservé son volume normal. — *Cœur.* Pas de matité plus étendue que dans l'état physiologique, la pointe bat dans le cinquième espace intercostal en dedans du mamelon ; à ce niveau, on entend un souffle assez rude qui accompagne le premier temps et diminue d'intensité à mesure que l'on s'approche de la base, où l'on entend superficiellement un très-léger frou-frou. Pouls 100-104 ; peau chaude et sèche. — Saignée de 3 palettes et demie.

Le 21, à la visite. Le malade a peu dormi, l'état des jointures est à peu près le même que la veille ; au cœur, on ne retrouve plus le frou-frou que l'on avait entendu à la base, le souffle de la pointe persiste ; pouls 100-104, peau très-chaude et sèche. Le sang de la saignée est recouvert d'une couenne épaisse qui présente une teinte jaune. — Nouvelle saignée de 3 palettes et demie ; ventouses scarifiées, même dose, sur le genou droit et le cœur ; gom., 2 p.; chiendent et groseille, 1 p. ; pil. op., 0,05 ; diète.

Le 22. Le malade a eu un peu de sommeil cette nuit. Le membre supérieur droit est complétement dégagé ; les articulations du pied et du genou sont beaucoup moins gonflées et moins douloureuses. Au cœur, le souffle de la pointe est à peine sensible ; pouls 88-92. Le sang de la saignée est couenneux et celui des ventouses est glutineux, une rondelle est surmontée d'une véritable couenne retroussée en cupule. — Saignée de 3 palettes ; gom., 2 p.; groseille, 1 p. ; pil. op., 0,05 ; diète.

Le 23. La nuit a été bonne, les articulations du coude-pied et du genou sont revenues à leur volume normal, les mouvements n'y sont pas douloureux. Au cœur, le souffle de la pointe a complétement disparu ; pouls 82-86. Le sang de la saignée est couenneux. — Gom., 3 p. ; pil. op., 0,05 ; diète.

Le 24. Le malade, ayant eu chaud la nuit, s'est découvert à plusieurs reprises, douleurs dans les deux épaules et le coude-pied droit, pas de gonflement ; au cœur le souffle de la pointe a reparu ; pouls 94-100. — Saignée de 3 palettes et demie ; pour le reste, *ut supra.*

Le 25. Les articulations sont dégagées, le souffle du cœur existe encore, mais il est très-faible ; pouls 82-84. Le sang présente le même caractère que celui des saignées précédentes.

Le 26. Même état que la veille ; les douleurs n'ont pas reparu.

Le 27. La fièvre est presque complétement tombée ; on donne un bouillon au malade.

Le 28. Le mieux se continue. — 2 bouillons.

Le 29. Le malade est tout à fait bien ; il a dormi une partie de la nuit ; le cœur est exempt de tout souffle anormal, les claquements sont nets et bien dégagés ; pouls 74-78. — 2 bouillons, 2 soupes.

Le 30. Rien de nouveau à noter dans la position du malade ; il mange 2 soupes et 2 potages.

Le 1ᵉʳ février, on lui donne 1 portion, et à partir de ce moment, la guérison n'a plus été entravée par rien.

Remarques. Chez ce malade, le rhumatisme datait de sept à huit jours. La convalescence a commencé à la fin du premier septénaire, et malgré une légère rechute, la guérison était complète vers le milieu du deuxième ; à partir de ce moment, les forces se sont rétablies rapidement.

Observation XI. — *Arthrite rhumatismale avec coïncidence d'endocardite ; guérison complète au milieu du deuxième septénaire.*

La femme Calibet (Pauline), âgée de vingt-cinq ans, cuisinière, est entrée le 25 octobre 185. à la Charité ; elle est couchée au n° 3 de la salle des femmes. Vaccinée, n'a jamais fait de graves maladies, pas d'antécédents de rhumatisme. — Le 19 novembre, la malade se fatigua en aidant à faire un déménagement ; obligée de s'arrêter sous une porte, elle prit froid, ayant le corps en transpiration ; quelques heures après, elle ressentit des frissons, un malaise général et une céphalalgie intense. Dans la nuit, elle fut réveillée par une vive douleur dans le genou droit ; le lendemain matin, elle essaya de se lever, mais dans le milieu de la journée, elle se remit au lit et ne le quitta plus que pour venir à l'hôpital. Toutes les articulations du membre inférieur gauche et celles des deux bras furent successivement envahies.

Le 24, la malade entre à l'hôpital. Le soir, à la visite, état suivant : constitution de force moyenne, cheveux blonds, yeux bleus, peau blanche et fine : expression d'abattement et de souffrance extrême, tout mouvement est rendu impossible ; mal de gorge intense, aphonie presque complète. Les deux pieds sont le siége d'un gonflement très-prononcé, le droit surtout ; ce dernier présente à sa face dorsale une teinte d'un rouge vif et qui s'étend jusqu'en arrière de la malléole interne, le réseau veineux est tendu et très-apparent ; le genou du même côté est beaucoup augmenté de volume et le siége d'un épanchement abondant. Les deux poignets sont le siége d'un gonflement marqué et d'une douleur très-vive ; les deux épaules sont très-sensibles à la pression. — *Cœur.* La matité a ses limites norma-les, les battements sont tumultueux et très-forts ; en appliquent la main à la base de cet organe, on sent un frémissement très-fin, et là on entend à l'auscultation un souffle assez rude qui accompagne le premier temps et le voile un peu ; il diminue à mesure que l'on se rapproche de la pointe. La peau est brûlante et sèche, soif très-vive, pouls 126-130. — Saignée de 3 palettes et demie.

Le 25, à la visite. Pas de sommeil la nuit, peu de soulagement depuis hier, l'état des jointures et du cœur est le même ; pouls 120-124. La sai-gnée présente une couenne épaisse que l'on peut soulever sans la rompre ; à la surface, on voit quelques stries rougeâtres qui ressemblent à de petits vaisseaux. — Saignée de trois palettes répétée le soir ; ventouses scari-fiées, 3 palettes, sur le genou droit et le coude-pied ; gom., 3 p. ; pil. op., 0,05 ; diète.

Le 26. La malade a dormi une partie de la nuit, elle nous dit qu'elle souffre beaucoup moins ; le visage n'est pas aussi animé que la veille. Le coude-pied droit et le genou du même côté sont revenus à leur volume ordinaire, de légers mouvements ne déterminent aucune douleur ; le gon-flement des poignets est moindre. Les coudes et les épaules sont complé-tement dégagés. Au cœur, le souffle de la base est bien moins rude ; pouls 94-98. Le sang des saignées est franchement inflammatoire. — Nouvelle saignée de 3 palettes ; gom., 3 pots ; cataplasme autour des articulations douloureuses ; pil. op., 0,05 ; diète.

Le 27. La fièvre est presque complétement tombée, la nuit a été bonne. Les jointures sont revenues à leur volume ordinaire, elles sont à peine douloureuses ; le souffle du cœur est à peine prononcé ; peau de chaleur douce, moite ; pouls 82-86. Le sang de la saignée est couenneux. (*Pres-cription ut supra.*) — Le 27 au soir, les jointures sont restées libres, mais les bruits du cœur sont un peu sourds, et un léger souffle existe à la pointe. On fait appliquer des ventouses scarifiées pour retirer 3 palettes de sang.

Le 28. La nuit a été bonne, la malade peut facilement se retourner dans son lit ; le souffle de la pointe du cœur est moins marqué qu'hier soir, mais les bruits sont encore un peu voilés ; on fait appliquer un vésicatoire. —Même prescription que la veille.

Le 29. La malade a un peu souffert de son vésicatoire, mais ce matin elle se trouve mieux ; au cœur, le souffle de la pointe est très-peu marqué, il est doux ; les urines contiennent des traces d'albumine ; pouls 76-80. — Prescription *ut supra.*

Le 30. Le mieux se continue, la fièvre est presque complétement tom-bée ; pouls 70-74. — 2 bouillons.

Le 1er et le 2 novembre. Rien de nouveau à noter. — 2 bouillons et 1 potage.

Le 4. La malade se lève, elle est tout à fait bien, on lui donne une portion. Le 10, jour de sa sortie, j'examine le cœur avec grand soin ; les claquements sont bien frappés, plus de souffle, la pointe bat dans son lieu accoutumé.

Remarques. Cette malade est entrée à l'hôpital avec un rhumatisme des plus intenses ; presque toutes les grandes articulations étaient douloureuses ; plusieurs d'entre elles étaient considérablement gonflées : le cœur était pris, et cependant la guérison était complète au milieu du deuxième septénaire. Ici, comme dans les cas précédents, les souffles ont d'abord diminué, puis ensuite disparu sous l'influence du traitement.

OBSERVATION XII. — *Arthrite rhumatismale aiguë avec coïncidence d'endo-péricardite ; guérison complète au milieu du deuxième septénaire.*

La femme Legros (Émilie), âgée de quarante-cinq ans, est entrée à la Charité le 14 novembre 185. ; elle est couchée au n° 4 de la salle des femmes. Habituellement bien portante, à l'âge de trente-neuf ans, elle fut alitée pendant six semaines ; elle était atteinte d'un rhumatisme ; on lui appliqua deux fois des sangsues ; elle ne se rappelle pas le nombre, mais elle nous dit qu'elle fut assez longtemps à se remettre complétement. Le 9 de ce mois, après avoir eu chaud, elle reçut la pluie pendant longtemps, et ressentit aussitôt des frissons, et quelques heures après, une vive douleur dans le genou droit ; la nuit, insomnie, céphalalgie intense. Le lendemain, elle resta au lit, et les jours suivants, les deux pieds, le poignet gauche et les épaules sont successivement envahis.

Le 14, à la visite du soir, état suivant : constitution de force moyenne, tempérament lymphatico-sanguin, peau blanche et fine. La malade ne cesse de se plaindre ; le visage est animé et exprime une vive souffrance ; les deux pieds sont très-douloureux, le gauche surtout, qui est augmenté de volume. Les deux genoux sont sensibles à la pression, mais ne présentent pas de modifications dans leur forme. Le poignet gauche est considérablement tuméfié, ainsi que toutes les articulations de la main ; sa face dorsale est le siège d'une rougeur très-vive qui s'étend jusque sur les côtés de l'extrémité inférieure de l'avant-bras. Le poignet droit est un peu gros, sans rougeur ni douleur très-vive. — *Cœur.* Pas de matité anormale ; le choc de la pointe bat dans son lieu accoutumé, mais elle se détache assez mal. A l'auscultation, les bruits sont assez obscurs, et à la pointe on entend un souffle qui accompagne le premier temps, et occupe presque tout le petit silence ; à la base, on a sous l'oreille un frottement superficiel qui est large et diffus. Pouls 104-108, peau chaude et sèche. — Saignée de 3 palettes et demie.

Le 15, au matin. Pas de sommeil la nuit, la malade souffre toujours beaucoup, la peau est chaude et sèche, pouls 100-104 ; le sang de la saignée est fortement couenneux.—Nouvelles saignées de 3 palettes, répétées ce soir ; ventouses scarifiées, 3 palettes, sur le cœur et le poignet gauche, catapl. autour des jointures malades ; gomme, 2 pots ; orge, chiendent, 1 pot : pilules op., 0,05 ; diète.

Le 16. La nuit a été meilleure que la précédente ; le visage est moins coloré, et les douleurs moins aiguës, le poignet gauche est moins gonflé, ainsi que les articulations de la main ; la malade peut faire quelques légers mouvements ; la tuméfaction du pied gauche a complétement disparu, à peine est-il sensible lorsqu'on lui imprime de légers mouvements ; les deux genoux sont complétement libres ; à peu près même état du cœur. Le sang des saignées est franchement inflammatoire. — Nouvelle saignée de 3 palettes, vésicatoire sur le cœur ; pour le reste, même prescription.

Le 17. Les deux poignets sont complétement libres ; les autres jointures sont dégagées, à l'exception du genou droit, qui est douloureux, mais sans présenter de gonflement ; au cœur, le souffle de la pointe est moins marqué que la veille, le frottement de la base est très-peu de chose, les claquements sont plus nets et mieux frappés ; pouls 92-96. Le sang de la saignée est recouvert d'une couenne assez épaisse. On sèche le vésicatoire.— Même prescription que la veille.

Le 18 et le 19. Le mieux se soutient, la malade a un peu dormi la nuit ; pouls 84-88. — Gomme, 3 pots ; pilules op., 0,03 ; diète.

Le 20. La nuit a été bonne ; ce matin, le visage est calme, la malade se trouve bien, la chaleur de la peau est presque normale, pouls 80-84 ; les claquements du cœur se dégagent, le souffle de la pointe est très-faible. — 2 bouillons.

Le 21 et le 22. Le mieux se continue, la malade dort une partie de la nuit ; pouls 66-70. — 2 bouillons, 2 potages.

Le 23 et le 24, même état, même prescription.

Le 25, on donne une portion, et quelques jours après, la malade demande sa sortie. Elle ne ressent aucune douleur, le cœur a son volume normal, les bruits sont nets, et le souffle de la pointe est très-peu marqué.

Remarques. Cette malade a été atteinte, il y a plusieurs années, d'un rhumatisme qui l'a retenue six semaines au lit, sa convalescence s'est prolongée longtemps, nous a-t-elle dit ; cette fois, la guérison était complète le dixième jour, et rien n'est venu l'entraver.

OBSERVATION XIII. — *Arthrite rhumatismale aiguë avec coïncidence de péricardite, épanchement; guérison complète à la fin du premier septénaire.*

Le nommé Chevret (Jean), âgé de trente et un ans, cuisinier, est entré à la Clinique le 7 mai 485.; il est couché au n° 23 de la salle Saint-Jean-de-Dieu. Il a été soldat, et pendant quatre ans il habita l'Afrique, où il eut les fièvres en 1847. Depuis cette époque, il a été bien portant. Il y a huit jours qu'étant en transpiration, il descendit à la cave, et y resta quelques instants ; plusieurs heures après, il ressentit des frissons et un malaise général. Le lendemain et les deux jours suivants, il fut successivement pris de douleurs dans les pieds, les deux genoux, et surtout les deux poignets, qui furent envahis les derniers. Depuis deux jours seulement, il garde le lit. On lui a fait prendre un grand bain et une purgation qui a déterminé huit à neuf garde-robes ; il n'y eut aucun soulagement.

Le 7, jour de son entrée, à la visite du soir, état suivant : constitution forte, tempérament sanguin ; le visage est fortement coloré et exprime une vive souffrance, la peau est brûlante et sèche, céphalalgie intense ; pouls 108-112, plein et tendu ; douleur vive à la pression et pendant le mouvement dans le genou gauche, qui ne présente pas de gonflement ; les deux poignets sont considérablement augmentés de volume, ainsi que les articulations des mains ; celles-ci sont arrondies et potelées, la gauche surtout, dont la face dorsale est le siége d'une roséole qui s'étend jusqu'à l'extrémité inférieure de l'avant-bras ; tout le réseau veineux est très-apparent ; quelques douleurs dans l'épaule gauche, mais sans rougeur ni gonflement. — *Cœur.* On ne sent battre la pointe nulle part, et il est assez difficile de limiter ce viscère, qui est en grande partie recouvert par une lame de poumon ; cependant une percussion profonde, faite avec soin, donne une matité plus étendue qu'à l'état normal, celle-ci s'étend à trois ou quatre travers de doigts au-dessous du mamelon ; elle s'étend aussi un peu en dedans et en dehors, ce qui donne une forme de sac à cet organe. A l'auscultation, les bruits du cœur sont profonds, très-éloignés de l'oreille, et enroués surtout à la pointe. — Saignée de 4 palettes.

Le 8, au matin. Cette nuit, le malade a eu peu de sommeil, cependant il dit souffrir un peu moins que la veille. Les deux poignets ne sont pas aussi gonflés ; plus de douleurs dans l'épaule gauche, mais elle est encore vive dans les deux genoux ; le droit est le siége d'un épanchement dans la bourse muqueuse sus-rotulienne. — *Cœur.* La matité du cœur, quoique encore exagérée, est cependant un peu moindre qu'hier ; les bruits sont moins sourds et plus rapprochés de l'oreille, quoique faiblement ; on sent la pointe dans le cinquième espace intercostal, au premier temps. L'auscultation fait entendre profondément, à la pointe, un souffle. Peau chaude et sèche, pouls 96-100. Le sang de la saignée d'hier est fortement couen-

neux. (Nouvelle saignée de 3 palettes, même dose par les ventouses scarifiées sur le cœur ; gomme, 3 pots; pilules op., 0,03 , diète.) — Le 8, au
soir. La peau est encore chaude et sèche, le pouls 96-100 ; je fais une
nouvelle saignée de 3 palettes. Celle de ce matin présente une couenne
épaisse et retroussée en cupule ; le sang des ventouses est pris en une seule
masse.

Le 9, au matin. Les deux poignets sont revenus à leur volume normal,
on peut faire exécuter des mouvements de flexion et d'extension sans aucune douleur. Les deux genoux sont encore sensibles, l'épanchement du
droit est diminué. — *Cœur*. La matité est revenue à ses limites physiologiques, les bruits sont nets et bien dégagés ; à la pointe, on entend un
léchement superficiel, le souffle qui accompagnait le premier temps est
presque nul ce matin ; pouls 96-98. Le sang de la saignée du soir présente
les mêmes caractères que celui du matin. (Nouvelle saignée de 3 palettes ;
diète.) — Le 9 au soir, même état que le matin.

Le 10. La nuit a été bonne, les deux genoux sont complétement libres,
le malade se retourne facilement dans son lit et sans douleurs. Au cœur,
les bruits sont bien frappés, il n'existe plus que le petit léchement de la
pointe ; le souffle a complétement disparu. La peau est d'une chaleur douce,
un peu moite ; pouls 76-80. — Prescription *ut supra*.

Le 11. La fièvre est tout à fait tombée, le malade demande à manger ;
70-74 pulsations ; bruit de mouche dans les carotides. — 1 bouillon.

Les 12 et 13, le mieux se soutient, le malade dort toute la nuit. — 2
bouillons.

Les 14 et 15, la convalescence marche franchement. — 2 potages et 2
soupes.

Le 16, il mange une portion, et depuis la veille, il se lève toute la
journée.

Le 19, le malade demande sa sortie.

Remarques. Ici nous avions affaire à un homme d'une forte
constitution, chez lequel le traitement a pu être employé dans
une mesure convenable, de plus il n'était malade que depuis six
ou huit jours. La convalescence commençait le sixième jour, et
la guérison était complète le neuvième.

OBSERVATION XIV. — *Arthrite rhumatismale avec coïncidence d'endo-
péricardite, épanchement; guérison complète au commencement du
deuxième septenaire.*

Le nommé Hallé (Felix), âgé de vingt ans, serrurier, est entré le 5 novembre 185. à la Clinique ; il est couché au n° 18 de la salle Saint-Jean-
de-Dieu. Il ne se rappelle pas avoir fait de grandes maladies ; il y a quel-

ques jours, en travaillant à défaire les bains froids, il a ressenti des douleurs vagues qui ne l'empêchèrent cependant pas de continuer son travail.
Le lendemain matin, il ressentit une douleur fixe dans le pied gauche et le
poignet droit qui était un peu gonflé. Le lendemain, le genou gauche et
l'épaule droite furent envahis ; le malade va prendre un bain de vapeur
qui le soulage momentanément, et le jour suivant, un médecin le purge.

Le 5, à la visite du soir, je trouve le malade dans un état de souffrance
extrême ; la face est rouge et animée, les jambes sont à demi fléchies sur
les cuisses. Constitution de force moyenne, tempérament lymphatico-sanguin, cheveux châtain clair, peau blanche. Le pied droit est le siége
d'un gonflement considérable et d'une sensibilité exquise ; toute la face
dorsale présente une rougeur érysipélateuse qui s'étend en dedans jusque
sur le gros orteil, et contourne la malléole interne, en partie effacée par
la tuméfaction. Le genou du même côté est très-gros, la rotule est écartée
des condyles par une épaisse couche de liquide. Toutes les articulations du
membre supérieur sont envahies, et la face dorsale du poignet est d'un
rouge vif. — *Cœur*. Légère voussure de cette région ; on ne sent nulle part
la pointe d'une manière bien nette ; la matité s'étend à 2 centimètres à peu
près au-dessous de la pointe, et aussi plus en dehors et en dedans, ce qui
donne une forme arrondie. A l'auscultation, on entend vers le bord du
sternum un frottement superficiel et disséminé, puis plus profondément,
un souffle qui accompagne le premier claquement lui-même assez mal
frappé ; il a son maximum à la pointe. Le malade interrogé avec soin nous
assure n'éprouver dans la région du cœur aucune douleur ni spontanée,
ni développée par la percussion ou pendant les grandes inspirations. (Saignée de 3 palettes et demie). Pouls 88-92 ; peau sèche et brûlante. Rien à
noter du côté des autres organes.

Le 6 au matin. Le malade a peu dormi, cependant le pied et le genou
sont moins gonflés et moins douloureux ; le poignet gauche et le cœur sont
dans le même état que la veille ; la saignée présente une couenne épaisse.
— Nouvelle saignée de 3 palettes et demie ; ventouses scarifiées, 4 palettes, sur le poignet gauche et le cœur ; gomme, 2 pots ; chiendent et
groseille, 1 pot ; pil. op., 0,03 ; catapl. sur les jointures malades ; diète.

Le 7 au matin. Peu de sommeil ; les articulations du pied et du genou
sont complétement dégagées, on peut imprimer quelques mouvements
sans douleur ; le poignet gauche est moins gros, et la teinte érysipélateuse
a disparu ; le poignet droit est encore douloureux, mais moins tuméfié. —
Cœur. La matité est revenue à ses limites normales ; on entend plus distinctement le double claquement valvulaire, et à peine trouve-t-on quelque
trace de frottement péricardique ; le souffle plus profond a disparu. Peau
brûlante et sèche, pouls 82-86. Le sang de la saignée est franchement inflammatoire. — Saignée de 3 palettes, répétée le soir ; prescription *ut
supra*.

Le 8. Le sang des saignées est recouvert par une couenne épaisse. Le
malade a un peu dormi ; le poignet gauche est encore un peu gros et dou-

loureux ainsi que le droit. Le cœur est bien dégagé ; peau chaude et sèche ; pouls 80-84. — Nouvelle saignée de 2 palettes et demie à 3 palettes ;
prescription *ut supra*.

Le 9. Le malade a dormi presque toute la nuit. Les deux poignets sont
revenus à leur volume normal, il y a à peine de la douleur quand on leur
imprime quelque mouvement léger. Les claquements du cœur sont parfaitement nets ; il n'existe plus trace ni de souffle ni de frottement. La
matité du cœur est mesurée avec un grand soin ; elle a repris ses limites
physiologiques, elle n'a plus cette forme arrondie vers la pointe que nous
avions trouvée avant que le traitement fût commencé. La chaleur de la
peau est moindre que la veille ; pouls 72-76. — Gomme, 3 pots ; pil. op.,
0,03 ; diète.

Le 10. Le malade se dit guéri, il n'y a plus la moindre trace de douleur
ni de gonflement dans les articulations ; pouls 68-72. — 4 bouillon.

Le 11, le mieux se soutient ; pouls 68-72. — 2 bouillons.

Le 12, 2 potages, 2 soupes.

Enfin le 13, le malade est tout à fait guéri, on lui permet de se lever et
de se promener dans les salles, il mange 4 portion ; depuis ce jour jusqu'au 23, où il demande sa sortie, il s'est levé tous les jours, il est dans
un état parfait de guérison ; pouls 42-46. Avant de sortir nous avons examiné le cœur du malade avec un soin extrême. La matité avait repris ses
limites physiologiques et correspondait exactement au choc de la pointe ;
le double tic-tac s'entendait distinctement sans mélange de bruits anormaux et l'exploration la plus attentative n'a pu nous faire retrouver trace
du frottement péricardique constaté au moment de l'entrée du malade à
l'hôpital.

Remarques. Nous avions ici un jeune homme de vingt ans,
d'une bonne constitution, mais malade depuis neuf ou dix jours ;
cette dernière circonstance a fait que la maladie, pour être enlevée, a exigé un traitement assez énergique ; la convalescence
commençait le sixième jour, la guérison était complète le huitième. Ici la fréquence du pouls n'était pas en rapport avec la
chaleur de la peau ; ne tenant compte que de la première, on aurait pu être induit en erreur ; mais le pouls, qui, dans l'état physiologique, ne battait que 42 à 44 fois par minute, était monté
à 84-86 ; il avait donc doublé.

Je trouve au bas de mon observation la note suivante : Le 6
décembre, j'ai rencontré le malade quai des Orfèvres ; il m'a
dit que, depuis quatre jours, il avait repris son travail, qu'il ne
ressentait pas la moindre trace de sa maladie.

OBSERVATION XV. — *Arthrite rhumatismale aiguë avec péricardite et épanchement; guérison complète au commencement du deuxième septenaire.*

Le nommé Carne (Émile), âgé de dix-sept ans, domestique, est entré à la Charité le 25 février 185a; il est couché au n° 13 de la salle Saint-Jean-de-Dieu. Vacciné, non variolé, habituellement d'une bonne santé, n'a pas d'antécédent de rhumatisme. Le 21 février, en revenant de faire une course, et étant en transpiration, il reçut la pluie pendant une heure. Le soir il ressentit des frissons et un malaise général; le lendemain, les articulations du genou droit et des deux pieds étaient le siége de vives douleurs. Les deux poignets et l'épaule gauche furent successivement envahis, il garda le lit jusqu'au jour de son entrée à l'hôpital. — Le 25, à la visite du soir, état suivant : constitution de force moyenne, yeux bleus, cheveux blonds, peau blanche et très-fine. Les deux genoux sont le siége d'un gonflement notable, le droit surtout, qui contient un liquide abondant et qui soulève la rotule. Le poignet gauche présente une augmentation de volume très-considérable, sa face dorsale est le siége d'une roséole qui forme bracelet à l'extrémité inférieure de l'avant-bras, le réseau veineux est fortement tendu. Le poignet droit est douloureux, mais il n'est pas augmenté de volume. — *Cœur.* On ne sent battre la pointe dans aucun endroit. La matité de cette région est un peu exagérée et s'étend au-dessous du lieu où bat habituellement la pointe, d'un centimètre et demi à peu près. A l'auscultation, les battements sont sourds et assez éloignés de l'oreille; vers le bord du sternum, près de la base du cœur, on entend un frottement au premier temps; il est superficiel, diffus, il se passe évidemment dans le péricarde. Le malade nous assure qu'il ne ressent dans la région du cœur aucune douleur. Peau, de chaleur très-élevée et sudorale; pouls 119-120. — Saignée de 4 palettes.

Le 26 au matin. Le malade a peu dormi, l'état des articulations est à peu près le même que la veille, mais celui du cœur a changé. La matité s'étend moins bas, et là où l'on entendait un frottement, on entend maintenant un frou-frou qui occupe les deux temps; pouls 104-108. Le sang de la saignée est fortement couenneux. (Nouvelle saignée de 3 palettes et demie, répétée le soir; ventouses scarifiées 3 palettes, sur le cœur et le genou droit; gomme, 3 pots; pil. op., 0,03; cataplasmes sur les articulations; diète.) — Le 26 au soir, le malade souffre moins, le gonflement est moindre.

Le 27 au matin. La nuit a été assez bonne; le visage est calme; le sang des saignées est franchement inflammatoire. Le genou est presque revenu à son volume normal, presque plus de liquide; on peut imprimer quelques mouvements sans grande douleur. Le poignet gauche est moins gonflé et à peine sensible à la pression. Les autres jointures sont libres; le frou-

frou du cœur est moins marqué ; pouls 94-98. — Prescription *ut supra* moins les saignées.

Le 28. La nuit a été tout à fait bonne, les articulations du poignet et du genou sont complétement revenues à leur volume normal. Au cœur, on ne retrouve plus qu'un très-léger léchement au premier temps. La chaleur de la peau est douce ; pouls 76-80. — Prescription *ut supra.*

Le 29. Le mieux se soutient ; les articulations restent libres, les claquements du cœur sont nets et bien détachés : à peine trouve-t-on un vestige du frottement. — Bouillon ; même prescription que la veille.

Les 1ᵉʳ et 2 mars. La convalescence s'est franchement établie, la fièvre est tombée, pouls 68-72. — 2 bouillons, 2 potages.

Le 4, le malade se lève toute la journée, il mange une portion.

Le malade sort le 10. Le cœur est dans un état parfait, on ne peut retrouver le moindre vestige du bruit anormal.

Remarques. Ici nous avions un jeune homme d'une bonne constitution, malade depuis quatre ou cinq jours seulement ; on a pu agir dans la mesure nécessaire : la guérison était complète au commencement du deuxième septenaire.

OBSERVATION XVI. — *Arthrite rhumatismale sans coïncidence du côté du cœur ; guérison complète à la fin du premier septenaire.*

Le nommé T... (Louis), imprimeur, âgé de trente-huit ans, est entré, le 24 novembre 185., à la Charité ; il est couché au nº 24 de la salle Saint-Jean-de-Dieu. A l'âge de quinze ans, il a eu une fluxion de poitrine ; en 1829, une vérole constitutionnelle : ce sont là les deux seules maladies qu'il ait faites. Le dimanche 16, sans cause appréciable, il se sentit mal à l'aise, il resta chez lui. Le lundi, il se leva pour aller à son travail ; mais, au bout de quelques heures, il ressentit dans les jambes des douleurs erratiques ; il fut obligé de se coucher. A partir de ce moment, il resta au lit jusqu'au jour de son entrée à l'hôpital. — Le 24 au matin, état suivant : constitution forte, tempérament sanguin ; face grippée par la douleur, plaintes continuelles, teinte jaune-paille de l'ovale inférieur du visage ; les jambes sont à demi fléchies sur les cuisses, le pied droit est tuméfié, et au niveau de l'articulation, il semble que la peau soit soulevée par un peu de liquide ; le genou du même côté est très-gros et le siége d'un épanchement abondant qui soulève la rotule ; douleurs très-vives à la pression ; les mêmes articulations à gauche sont prises, mais à un degré moindre ; rien aux membres supérieurs. Le cœur est examiné avec le plus grand soin. La percussion fait constater une matité physiologique, elle correspond à la pointe. Celle-ci se sent très-nettement dans le cinquième espace intercostal et en dedans du mamelon. Le double tic-tac est bien frappé sans mélange de bruits anormaux. En un mot, chez ce malade, l'exploration la plus attentive ne fait constater du côté du cœur aucune coïncidence ; pouls 104-108. — Saignée de 4 palettes, répétée le soir ; gomme, 2 pots ; orge, chiendent, 1 pot ; pilules op., 0,05 ; diète.

Le 22 au matin. Le malade a peu dormi la nuit. Le sang des saignées est inflammatoire. Les articulations du membre supérieur droit sont moins douloureuses, mais le genou est aussi gonflé que la veille ; à gauche, moins de douleurs. Le cœur est toujours libre ; la peau est chaude, un peu sudorale ; pouls 92-96. — Nouvelle saignée de 3 palettes et demie à 4 palettes ; pour le reste, *ut supra*.

Le 23 au matin. Le sang de la saignée est recouvert d'une couenne épaisse ; le malade a peu dormi, il dit cependant moins souffrir. Toutes les articulations sont revenues à leur volume normal, celle de la hanche gauche est seule douloureuse ; on y fait appliquer des ventouses scarifiées pour retirer 3 palettes de sang ; chaleur modérée de la peau ; pouls 86-90. — Prescription comme la veille.

Le 24. La nuit a été bonne ; toutes les jointures sont libres, le malade se remue librement dans son lit ; pouls 80-84. — Gomme, 3 pots ; pilules op., 0,04 ; diète.

Le 16. Le mieux se soutient, le malade a dormi toute la nuit ; la chaleur de la peau est normale, pouls 70-74. — 2 bouillons.

Le 26. La fièvre est complétement tombée, pouls 60-64. — 2 bouillons, 2 potages.

Le 27, on donne une portion au malade, qui demande à se lever.

Il sort le 4 décembre, parfaitement guéri, ne ressentant aucune gène en marchant.

Remarques. Ici, exceptionnellement, on ne trouve pas de coïncidence du côté du cœur. La maladie date de cinq jours ; le malade est fort, bien constitué, tout permet d'agir ; aussi le rhumatisme est-il enlevé avec une rapidité extrême, la guérison est complète à la fin du premier septenaire.

Je n'ai pas pu rapporter ici toutes les observations que j'ai recueillies sur l'arthrite rhumatismale, leur nombre en eut été trop considérable, et présentant toutes les mêmes particularités que celles citées plus haut, elles n'auraient offert au lecteur aucun intérêt nouveau. Je sais bien que lorsqu'il s'agit d'établir certains points controversés, il faut se préoccuper du *nombre des preuves,* mais je me souviens aussi de la judicieuse pensée de Morgagni, *non solum* NUMERANDÆ, *sed etiam* PERPEN-DENDÆ *sunt observationes.*

Sans doute quelques observations ne seraient pas à elles seules capables de porter la conviction dans l'esprit, et je sais à l'avance toutes les objections que m'adresseraient ceux qui défendent une autre cause que la mienne, mais il s'en faut bien que les faits rapportés dans ce travail soient isolés. L'ouvrage de M. Bouillaud en renferme un nombre considérable, ils ont été *comptés* et *pesés,* et depuis vingt ans, chaque année, dans un certain nombre de thèses, des observations semblables sont citées. A la fin de chaque clinique on fait un relevé exact de toutes les maladies traitées dans le service. Quand nous en aurons besoin, nous nous servirons donc de ces matériaux. Pour ce travail j'ai dû choisir parmi mes observations les plus importantes afin que le lecteur puisse me suivre dans la description de la maladie et juger en toute connaissance de cause. J'ai retranché bien des détails et j'aurais voulu abréger davantage encore, sentant combien des faits qui se ressemblent finissent par être monotones, mais, d'un autre côté, comment tirer des conclusions sérieuses d'observations incomplètes.

La gravité d'une arthrite rhumatismale dépend bien plus des désordres qui apparaissent du côté du cœur que de la douleur et même du gonflement des articulations ; aussi l'exploration de cet organe a-t-il toujours été de notre part l'objet d'une attention toute spéciale, et chaque jour, les signes fournis par la palpation, la percussion, l'auscultation ont été notés avec soin, de même que les modifications produites par le traitement.

Pour compléter mon travail, il me reste donc à faire connaître les symptômes, le diagnostic, les causes, la nature et le traitement de cette maladie.

SYMPTOMES DE L'ARTHRITE RHUMATISMALE AIGUE.

Les symptômes de l'arthrite rhumatismale aiguë sont de deux ordres, les uns locaux, les autres généraux ; commençons par étudier les premiers. — Les symptômes locaux comprennent : la rougeur, la chaleur, l'augmentation de volume et la douleur des

5

articulations malades; ces symptômes, signalés d'ailleurs par tous les auteurs, ont été bien diversement interprétés, aussi allons-nous les examiner avec soin.

La rougeur n'est pas constante, mais elle s'observe fréquemment lorsque les malades sont atteints de rhumatismes très-intenses; c'est autour des articulations radio-carpiennes, fémoro-tibiales et tibio-tarsiennes que nous l'avons rencontrée le plus souvent. Cette rougeur apparaît quelquefois sous forme de plaques érysipélateuses, mais c'est habituellement une véritable roséole. La teinte varie depuis le rose vermeil jusqu'au rouge le plus foncé, ainsi chez le jeune enfant de notre quatrième observation, les deux genoux étaient d'un rouge très-foncé, et, quelques jours plus tard, l'articulation tibio-tarsienne et celle de l'annulaire avaient une coloration noirâtre. — Chez les malades qui succombent, on ne retrouve plus trace, dans l'immense majorité des cas, de la rougeur constatée pendant la vie; c'est ce qui a été noté pour le sujet de notre troisième observation. J'insiste avec intention sur ce point, parce qu'il nous permet de comprendre comment, dans certains cas, l'autopsie ne révèle pas complétement les altérations qui existaient pendant la vie. Si donc nous trouvons, chez les malades qui meurent d'une arthrite rhumatismale, les synoviales rouges, injectées, combien ces altérations nous auraient apparu plus marquées si nous avions pu les suivre de l'œil pendant la vie, comme cela arrive, par exemple, pour l'érysipèle et tant d'autres maladies.

L'augmentation de la chaleur autour des articulations rhumatisées varie suivant l'intensité de la maladie; on peut la constater avec la main, mais, le plus souvent, nous nous sommes servi du thermomètre et nous l'avons vu monter jusqu'à 41 degrés centigr. et quelques dixièmes.

L'augmentation de volume des jointures est due à une double cause : la congestion des tissus enflammés et la super-sécrétion de la membrane synoviale; on comprend dès lors que les articulations qui peuvent présenter la plus grande tuméfaction sont celles dont la synoviale est la plus étendue et dont la capsule se laisse le plus facilement distendre.

L'articulation fémoro-tibiale est celle qui offre l'augmentation la plus considérable, non-seulement parce que l'épanchement peut atteindre des proportions énormes, être évalué à deux verres, comme nous l'avons dit en parlant de l'anatomie pathologique, mais encore parce que, dans les cas de violents rhumatismes, les condyles fémoraux s'hypertrophient avec une extrême rapidité. J'ai vu récemment une jeune enfant de quatre ans atteinte d'un rhumatisme mono-articulaire du genou gauche et chez laquelle les condyles fémoraux sont devenus rapidement très-gros.

Lorsque l'articulation fémoro-tibiale est le siége d'un épanchement abondant, le genou présente alors une déformation particulière ; il est complétement arrondi, il a la forme d'un ballon, et les parties situées au-dessus et au-dessous de l'articulation semblent étranglées. Toutes les saillies naturelles sont complétement effacées ; la rotule qui, dans l'état normal, repose sur la poulie fémorale, en est écartée par une couche de liquide.—Lorsque le genou est tuméfié, et que l'on veut savoir s'il y a, ou non un épanchement, il faut l'explorer de la manière suivante : la jambe étant étendue, on applique la main gauche à la partie supérieure et antérieure de l'articulation, la droite à la partie inférieure, puis on les rapproche en comprimant, de façon à ce que la couche de liquide soulève la rotule, alors, avec le doigt indicateur, on lui imprime un choc d'avant en arrière, et au cas d'un épanchement, on a la sensation d'une couche de liquide qui se déplace, en même temps que l'on entend le bruit que fait la rotule en s'adossant brusquement contre la poulie fémorale. Quelquefois l'épanchement est localisé dans la bourse muqueuse sus-rotulienne et ne communique pas avec l'intérieur de l'articulation ; dans ce cas la rotule est adossée contre le fémur et l'augmentation de volume porte seulement sur la partie supérieure de l'articulation : dans ce point la peau est fortement distendue et, par la palpation, on déplace le liquide. — Lorsque toutes les articulations du carpe et du métacarpe sont envahies par la maladie, la main est *potelée*, la peau est fortement tendue, elle est luisante. Plus bas, en parlant de la douleur, nous verrons que c'est elle qui est, le plus souvent, la cause principale de l'immobilité des malades dans leurs lits, mais il faut aussi tenir compte de la déformation des jointures, elle est, dans certains cas, un obstacle réel à tout mouvement.

Chez plusieurs des malades dont nous avons rapporté les observations, nous avons noté le gonflement, la turgescence des veines sous-cutanées, surtout autour des articulations radio-carpiennes et tibio-fémorales. La phlébite, pour être un accident assez rare dans le rhumatisme articulaire aigu, n'en existe pas moins. L'année dernière j'ai donné des soins à un malade de la rue d'Amboise, chez lequel un rhumatisme musculaire est venu com-

pliquer un rhumatisme articulaire ; toutes les veines principales
du membre inférieur gauche étaient enflammées, celui-ci était
œdématié, très-douloureux à la pression, en un mot, il y avait
tous les signes de la maladie connue sous le nom de *phlegmatia
alba dolens.*

La douleur est peut-être le phénomène qui frappe le plus les
gens du monde, lesquels désignent assez généralement la maladie que nous étudions sous le nom de *douleurs ;* pour le malade c'est certainement le phénomène le plus important ; nous
verrons tout-à-l'heure que pour le médecin il n'est pas toujours
celui qui doit le plus le préoccuper. Dans l'arthrite rhumatismale, comme dans plusieurs autres maladies, la douleur peut
passer par tous les degrés possibles ; mais dans les cas graves,
comme ceux rapportés dans ce travail, elle est *atroce,* suivant
l'expression de Sydenham : *Dolor adest atrox,* dit-il. Lorsque le
rhumatisme est généralisé, que presque toutes les grandes articulations sont envahies, la douleur est telle que les malades sont,
pour ainsi dire, *cloués* dans leurs lits : tout mouvement est devenu impossible, leur physionomie exprime une souffrance extrême, et beaucoup d'entre eux ne peuvent même supporter le
poids des couvertures ; on est alors obligé de mettre des cer-
ceaux pour les préserver. Cette douleur est spontanée, mais elle
s'exaspère lors de la pression, et surtout lorsque l'on veut étendre
ou fléchir les membres.

Nous avons dit plus haut que l'élément douleur n'est pas
celui qui doit le plus frapper l'esprit du clinicien : en effet, dans
l'arthrite rhumatismale, la douleur ne procède pas de l'inflammation de la membrane synoviale. En parlant de l'anatomie de
texture des différents éléments anatomiques qui entrent dans la
composition des articulations, nous avons vu que les dissections
les plus minutieuses n'avaient pu nous éclairer sur le mode de
distribution des nerfs dans les membranes synoviales. De plus,
les vivisections, la physiologie, et surtout la physiologie pathologique, nous ont appris qu'il ne suffit pas qu'un organe reçoive
des nerfs pour être doué de sensibilité, mais qu'il faut encore que ceux qui s'y distribuent soient d'un certain ordre, qu'ils
soient *des nerfs de sentiment.* Bichat avait déjà remarqué
que certains organes privés de cet ordre de nerfs étaient cependant susceptibles de devenir douloureux lorsqu'ils s'enflam-
maient, et, sans pousser l'analyse des phénomènes plus loin,
sans tenir compte de la propagation de l'inflammation des tissus

non pourvus de nerfs sensibles à ceux qui en reçoivent, il avait
trouvé fort ingénieux d'expliquer ce fait en disant que les nerfs
de la vie organique, pour parler son langage, non sensibles dans
l'état physiologique, sont susceptibles de devenir douloureux
sous l'influence de la maladie. C'est là une grande erreur
échappée à un grand homme. A l'époque où Bichat soutenait
cette hérésie physiologique, la médecine n'avait le plus souvent pour base que des hypothèses métaphysiques, des systèmes
conçus *a priori;* l'esprit d'analyse n'avait pas suffisamment
pénétré dans les sciences, la philosophie baconnienne n'avait
pu porter encore tous ses fruits, et si vaste qu'ait été le génie
de Bichat, il a dû payer son tribut à l'époque à laquelle il vivait.
Je sais bien que, pour beaucoup de médecins de notre époque,
la douleur est encore la compagne inséparable de toute inflammation. A de semblables allégations nous ne pouvons répondre
que par des faits rigoureusement observés; c'est ce que nous ferons plus bas, en parlant de la péricardite et de l'endocardite,
question trop grave pour que nous ne l'examinions pas avec tout
le soin qu'elle mérite.

Si la douleur accompagne presque constamment l'arthrite
rhumatismale, elle manque dans un certain nombre de cas.
Nous avons vu des malades chez lesquels elle disparaissait
alors que les autres symptômes locaux persistaient. Chez la
jeune enfant dont il a été question plus haut, et que j'ai suivie
avec tant de sollicitude, l'épanchement s'est reproduit plusieurs
fois sans que la douleur reparaisse. Si, dans les violentes attaques,
celle-ci est *atroce,* c'est que l'inflammation se propage vite d'un
tissu à un autre, et que tous les éléments de l'articulation sont
envahis; ce ne sont pas seulement les nerfs péri-articulaires doués
de sentiment, mais encore le tissu cellulaire, les veines, et même
les artères; c'est au clinicien de faire la part qui revient à chacun d'eux. De même que la douleur peut manquer dans l'arthrite rhumatismale, on observe aussi le contraire, c'est-à-dire
qu'elle persiste quelquefois alors que tout travail inflammatoire
a disparu. Il n'est pas rare, en effet, de rencontrer des malades chez lesquels la fièvre est complétement tombée, les articulations sont dégagées, et qui se plaignent de douleurs péri-articulaires très-vives.

Si j'ai aussi longuement développé ces considérations, c'est
qu'aujourd'hui encore, malgré les progrès de l'anatomie, de la
physiologie et de la physiologie pathologique, beaucoup de mé-

decins persistent à considérer *la douleur* comme un phénomène essentiel de toute inflammation, c'est qu'ils ne craignent pas de se rallier à la doctrine de Bichat, savoir : que les parties insensibles à l'état normal peuvent devenir douloureuses lorsqu'elles sont enflammées. Que d'organes importants qui ne reçoivent pas de nerfs du sentiment et qui sont susceptibles de s'enflammer sans qu'il y ait de douleur! Les membranes séreuses, le cœur, le foie, la rate, les reins, l'intestin grêle, certaines portions de l'encéphale sont de ce nombre. Je sais bien que la plupart des auteurs mettent encore *la douleur* au rang des symptômes de la péricardite ; je ne parle pas seulement de Senac, de Corvisart, de Laennec, mais de ceux de notre époque. Devant examiner plus bas cette question, je ne veux pas la développer ici ; qu'il me suffise de dire pour le moment que JAMAIS la péricardite n'est accompagnée de douleur lorsqu'elle est dégagée de toute complication.

Mais, objectera-t-on, dans la pleurésie, le point de côté est un type de douleur aiguë ; — nous en convenons volontiers, seulement elle n'est pas le fait de l'inflammation de la membrane séreuse elle-même, cette inflammation se propage aux nerfs intercostaux surtout lorsqu'elle affecte le feuillet pariétal ; aussi le point de côté accompagne-t-il *fréquemment* la pleurésie, mais non constamment. Quel médecin n'a vu des pleurésies, des pneumonies, se développer *sans douleur*, d'une manière latente, comme on le dit en pareil cas? Lorsque l'inflammation est *exclusivement* limitée au feuillet viscéral, la douleur fait défaut. Je ferai la même remarque pour la pneumonie, lorsqu'elle n'est pas accompagnée de pleurésie. Enfin tout ce que je viens dire s'applique aussi à la péritonite.

Dans la fièvre typhoïde dégagée de toute complication, *la douleur* manque complétement. Je sais bien que pour M. Louis, elle se rattache à l'inflammation de la membrane muqueuse de l'intestin grêle. Je m'écarterais de mon sujet en entrant dans l'examen approfondi de cette question ; mais dans ce moment, j'ai sous les yeux un nombre assez considérable d'observations de fièvre typhoïde très-complètes, recueillies avec un soin extrême, et dans lesquelles il est noté que non-seulement les malades n'avaient aucune douleur spontanée, mais encore qu'ils souffraient à peine, lorsque l'on déprimait les parois abdominales pour obtenir le gargouillement. Au contraire, lorsque l'inflammation se propage de l'appareil folliculaire de l'intestin grêle au gros in-

testin, la douleur est constante. Ai-je besoin de rappeler que
l'intestin grêle ne reçoit pas de nerfs de la moelle épinière, mais
que ceux-ci se distribuent au cœcum, aux colons et au rectum.
Tout ce que nous venons de dire est donc conforme avec ce que
l'anatomie et la physiologie nous enseignent, touchant le mode
de distribution et les fonctions des deux ordres de nerfs.

Des faits que nous venons de faire connaître, que faut-il conclure? C'est que la douleur n'étant qu'une modification de la sensibilité, une sensibilité pathologique, on ne peut la rencontrer
que là ou existent des nerfs du sentiment. Pour que la doctrine
de Bichat fût vraie, il faudrait donc que l'inflammation pût
transformer en nerfs du sentiment ceux de la vie organique! En
voilà assez pour montrer que la douleur ne doit pas être considérée comme un signe caractérisque de l'inflammation, puisque
celle-ci peut se développer et parcourir toutes ses périodes sans
qu'elle se manifeste ; c'est que d'un autre côté, les plus violentes douleurs peuvent exister sans qu'il y ait d'inflammation.
Dans aucun cas, cet élément ne peut être rattaché qu'à l'irritation d'un nerf du sentiment.

SYMPTÔMES GÉNÉRAUX DE L'ARTHRITE RHUMATISMALE.

Nous trouvons pour l'arthrite rhumatismale des symptômes
qui lui sont propres, et d'autres qui lui sont communs avec toutes les maladies aiguës ; nous insisterons plus particulièrement
sur les premiers, en soumettant au contrôle de l'épreuve clinique
les différentes assertions émises par les auteurs.

La fièvre est au premier rang des symptômes réactionnels ; elle
diffère suivant l'intensité de la maladie, mais surtout suivant la
coïncidence ou la non-coïncidence de certaines inflammations
viscérales sur lesquelles nous reviendrons plus bas.

En parlant des symptômes locaux, nous avons laissé de côté
les cas légers et les cas moyens, pour ne nous occuper que des
cas graves ; nous ferons de même ici.

Dans ces derniers, la fièvre a une grande intensité, elle est
le type de la fièvre inflammatoire. Le pouls est large, dur, tendu,
il y a quelquefois cent vingt et même cent trente pulsations par
minute chez les sujets qui en ont dans l'état normal soixante-

quatre à soixante-dix. C'est ici l'occasion de faire remarquer que ceux chez lesquels on trouve le pouls au-dessous de ce chiffre, considéré généralement comme la moyenne, sont loin d'être rares. Le malade de notre sixième observation, malgré la gravité de sa maladie et la coïncidence d'une péricardite, n'avait que 92 pulsations; mais une fois guéri, nous avons souvent compté son pouls, à l'état de repos et nous n'avons trouvé que 52 à 56 pulsations par minute. Chez le jeune Hallé, âgé de vingt ans, et dont nous avons aussi rapporté l'observation, malgré une coïncidence d'endo-péricardite avec épanchement, le pouls n'est jamais monté au delà de 88 pulsations; mais dans l'état physiologique il était à 44-48. Chez ces deux malades tous les signes d'une fièvre très-intense existaient, plus loin nous en parlerons; d'ailleurs, le pouls avait, toute proportion gardée, la même fréquence que chez ceux qui ont, dans les conditions normales, 64 à 70 pulsations.

Ces observations nous montrent qu'il ne faut pas juger de l'intensité de la fièvre par la fréquence du pouls seulement, puisque, outre que le nombre des sujets chez lesquels on le trouve au-dessous de la moyenne est assez commun, il y a encore une foule de circonstances qui lui donnent une accélération factice. Le médecin doit surtout examiner avec attention la température de la peau; celle-ci n'est pas susceptible de s'élever comme le pouls sous l'influence de l'émotion du moment. La chaleur est habituellement très-forte ; plusieurs fois nous avons vu le thermomètre monter jusqu'à 42 degrés centigr. Elle est assez souvent accompagnée de sueurs très-copieuses et nauséabondes que certains médecins considèrent comme très-utiles, et d'autres comme nuisibles. Nous pensons que, sans les provoquer en surchargeant les malades de couvertures, ou en donnant des doses trop copieuses de boissons dites diaphorétiques, elles sont utiles lorsqu'elles arrivent naturellement, mais elles exigent de grandes précautions et sont souvent la cause de graves rechutes en amenant des refroidissements.

Nous avons observé plusieurs fois, à la suite de ces copieuses transpirations, une véritable éruption miliaire sur tout le corps et une quantité innombrable de sudamina. Ceux-ci ne sont donc pas propres exclusivement à la fièvre typhoïde, comme on l'a écrit, puisqu'on les rencontre non-seulement dans l'arthrite rhumatismale mais encore dans d'autres maladies aiguës.

La plupart des malades se plaignent d'une céphalalgie très-vive ; ils ont de l'anorexie; la langue est rouge, sèche, les papilles sont quelquefois très-développées, et chez plusieurs la soif est telle que quatre litres de tisane ne leur suffisent pas pour vingt-quatre heures.

Les urines sont d'autant plus rares que les sueurs sont plus copieuses ; elles se troublent rapidement après avoir été déposées dans le vase sur les parois duquel elles laissent un sédiment briqueté.

Nous avons dit plus haut que nous nous occuperions de la coïncidence de l'inflammation de certains viscères avec le rhumatisme ; le moment est venu d'examiner cette grave question qui a vraiment éclairé d'un jour nouveau la maladie que nous étudions. La péricardite et l'endocardite ne sont pas les seules inflammations qui coïncident avec celles des séreuses articulaires, mais elles fixeront plus spécialement notre attention. On pensera peut-être que leur description ne doit pas trouver place ici, et qu'elle doit être renvoyée à l'étude spéciale des maladies du cœur. Nous répondrons que l'endocardite et la péricardite font partie intégrante de l'arthrite rhumatismale au même titre que la lésion des articulations. En effet, lorsque le rhumatisme est généralisé, pour que l'*articulation du cœur* soit prise, les chances sont les mêmes que pour l'articulation fémoro-tibiale, tibio-tarsienne, radio-carpienne, etc. Le cœur est composé des mêmes éléments anatomiques que les articulations, moins les parties osseuses ; nous y trouvons une membrane séreuse très-étendue à l'extérieur et à l'intérieur, venant se déployer sur des anneaux fibreux et se comportant, par rapport à la maladie, de la même manière que les séreuses articulaires; ne soyons donc pas surpris si nous voyons celle-ci frapper indistinctement les unes et les autres.

Quel est l'auteur qui a découvert cette grande loi de coïncidence en montrant les liens intimes qui unissent l'arthrite rhumatismale aux affections du cœur? Il y a vingt-cinq ans, lorsque cette découverte fut annoncée, elle produisit une profonde sensation tout en ayant le sort de ses aînées; les uns nièrent les faits, les autres prétendirent qu'elle n'appartenait pas à un seul homme, mais qu'elle était la propriété de ce personnage auquel Voltaire reconnaissait plus d'esprit qu'à lui-même, et qui s'appelle *tout le monde*. N'a-t-on pas aussi contesté à Jenner son immortelle découverte? Celui qui a trouvé cette loi de coïncidence entre le rhumatisme et l'inflammation des membranes séro-fibreuses du

cœur, est venu troubler trop de quiétudes, renverser trop d'idoles,
pour n'avoir pas soulevé contre lui des orages aujourd'hui bien
apaisés sans doute, mais qui ont laissé dans la science trace de
leur passage. Je ne veux pas ici soulever de question de prio-
rité ; d'ailleurs à l'heure qu'il est justice est faite, et personne ne
songe plus à contester le plus beau fleuron de sa couronne, à celui qui a pris pour épigraphe de son traité clinique du rhumatisme articulaire : *Veniet tempus, quo ista quæ nunc latent
in lucem dies protrahet, et longioris ævi diligentiâ veniet
tempus quo posteri nostri tam aperta nos nescivisse mira-
buntur.*

Avant la découverte de l'auscultation, les signes propres à
faire reconnaître la péricardite étaient nuls pour ainsi dire, et
chose étrange ! si on lit avec attention ceux qu'indiquent Senac
et Corvisart, ils sont bien plus de nature à nous tromper qu'à
nous éclairer. En effet, voici ceux fournis par le premier : « La
violence de la fièvre, la soif violente, la dureté du pouls, la
difficulté de respirer, la douleur du sternum, l'oppression, les
défaillances, sont les signes de l'inflammation du péricarde. Ils
sont d'autant moins équivoques qu'ils peuvent être déduits des
principes de la théorie... Mais, dira-t-on, les signes sont les
mêmes dans la pleurésie. Il est vrai que la plupart se présentent
dans cette maladie ; mais *les défaillances, les palpitations du
cœur, la soif, le siége de la douleur, la toux séche, indiquent l'inflammation du péricarde et permettent de la distinguer de celle du poumon* (1). » Les signes mentionnés par
Corvisart sont à peu près les mêmes ; après avoir dit que presque
toutes les péricardites qu'il a rencontrées étaient compliquées de
pleurésie ou de pneumonies, il ajoute : « Les syncopes fréquentes, *cette douleur brûlante dans la région du cœur*, cette
vascillation irrégulière du pouls, caractérisent la péricardite (2). »
Plus bas nous verrons l'insuffisance de ces signes. Mais au moins
allons-nous trouver chez l'illustre inventeur de l'auscultation
une symptomatologie exacte, précise? On est surpris de voir
Laennec avouer aussi complétement l'incertitude du diagnostic.
« Il est, dit-il, peu de maladies plus difficiles à reconnaître que la
péricardite, et dont les symptômes soient plus variables...... *J'ai
vu quelquefois deviner des péricardites*, et j'en ai *deviné* moi-

(1) Senac, tome II, page 848.
(2) Corvisart, *Essai sur les maladies du cœur*, p. 8.

même (1). » J'ai tenu à mettre sous les yeux du lecteur le texte
même, afin qu'il puisse juger si le diagnostic de la péricardite tel
que nous allons le donner est vraiment une conquête de notre
époque. Lorsqu'un homme tel que Laennec, qui a jeté sur les
maladies du poumon, des bronches et de la plèvre une si vive
lumière, vient à dire qu'il a *quelquefois deviné* une maladie, c'est bien avouer que tout est à faire pour son diagnostic.
M. Louis, dans un excellent mémoire sur la péricardite, a fait
connaître un signe d'une grande valeur ; je veux parler de la
voussure précordiale avec une matité qui lui correspond; mais
ce signe fait souvent défaut et n'existe presque jamais au début
de la maladie, alors que l'épanchement est constitué par quelques
grammes seulement de liquide ; c'est au début cependant qu'il
est important de porter un diagnostic précis, afin d'opposer un
traitement efficace.

Y a-t-il des signes certains qui permettent de reconnaître
une péricardite à sa période de simple congestion ? Nous n'hé-
sitons pas à répondre par l'affirmative, et à dire que le diagnostic dans l'immense majorité des cas est pour cette maladie
aussi précis que pour la pneumonie et la pleurésie. Déjà le lecteur a pu voir par les observations que nous avons rapportées et
qui serviront de base à notre description, que, grâce à la palpation,
à la percussion et à l'auscultation, nous avons pu établir un
diagnostic vraiment mathématique.

Les signes de la péricardite sont de deux ordres, les uns fonctionnels, les autres physiques. Ailleurs, je me suis efforcé de
démontrer combien les premiers sont à eux seuls incapables de
faire reconnaître la maladie. En effet, quels sont ceux que les auteurs anciens et modernes mettent en première ligne : une grande
gêne de la respiration, de l'oppression, et surtout une douleur
atroce, déchirante, pongitive dans la région précordiale ; or,
ces signes font justement défaut dans la péricardite. Nous avons
examiné un nombre considérable de sujets atteints de cette
maladie, et JAMAIS nous n'avons constaté de douleur lorsqu'elle était dégagée de complication. Ce que nous avons dit en
parlant de *la douleur* des articulations nous dispense d'entrer ici dans de nouveaux développements, et fera suffisamment comprendre que l'inflammation ne peut déterminer de
douleur dans un organe privé de nerfs du sentiment. Mais

(1) Laennec, tome III, page 370.

comment expliquer qu'un fait si bien en rapport avec nos connaissances anatomiques et physiologiques, et si facile à vérifier chaque jour au lit du malade, soit encore aujourd'hui mis en doute par les uns et nié par les autres ? Pourquoi des auteurs qui en appellent sans cesse à l'expérience, à l'épreuve clinique, écrivent-ils que la *péricardite est une maladie caractérisée par une douleur atroce dans la région du cœur ?* Sans doute parce que, comme je le disais plus haut en parlant des membranes synoviales, il est plus doux *de croire* que de chercher des *démonstrations.*

Quoi qu'il en soit, il faut bien s'habituer à regarder la péricardite comme une maladie dans laquelle l'élément douleur fait complétement défaut. Le médecin qui penserait le rencontrer, comme dans la pneumonie ou la pleurésie, s'exposerait à de graves mécomptes en négligeant les moyens propres à faire reconnaître cette maladie. Je veux parler de la palpation, de la percussion et de l'auscultation (1). Quels sont les signes qu'ils nous font connaître ? Il est d'autant plus utile de les bien étudier que nous venons de constater l'insuffisance des autres.

La palpation même dans la péricardite naissante permet déjà de constater un phénomène d'une grande importance ; en effet, la main appliquée sur la région précordiale fait sentir *un grattement* produit par le frottement des *pseudo-membranes qui doublent le péricarde.* Ce phénomène est d'autant plus marqué

(1) M. le docteur Aran a lu, dans la séance de l'Académie de médecine, du 6 novembre 1855, la relation d'un fait bien propre à éclairer la question de savoir si le péricarde est ou non sensible. Il s'agit d'un jeune homme d'une vingtaine d'années, atteint d'un épanchement péricardique et auquel on fit la ponction, puis une injection iodée. « J'aurais pu, dit M. Aran, m'en tenir à une simple ponction palliative ; je pensai que je pouvais tenter davantage pour le malade, et fort du succès que j'avais obtenu dans la pleurésie, je pratiquai une ponction avec injection iodée, composée de 50 grammes d'eau, 15 grammes de teinture d'iode et de 1 gramme d'iodure de potassium. Je n'étais certainement pas rassuré au sujet de cette injection. Qu'allait-il advenir ? que n'avait-on pas dit, en effet, de *la sensibilité excessive du péricarde ?* Contre mon attente, l'injection ne FUT PAS MÊME SENTIE ; après l'avoir conservée quelque temps dans le péricarde, je laissai sortir quelques grammes de liquide, et je fermai la plaie avec des compresses graduées et un bandage de corps. » Cette observation a été publiée dans le numéro du 8 novembre 1855 de *l'Union médicale.* — Certes ceux qui pouvaient avoir encore quelques doutes sur l'existence ou la non existence de la douleur dans la péricardite doivent être suffisamment édifiés par ce fait, car si une injection iodée n'a pas même *été sentie,* l'inflammation de cette séreuse peut-elle amener de ces douleurs *atroces, déchirantes, suffocantes,* comme on le répète chaque jour ?

que celles-ci sont mieux organisées, plus rugueuses, et il a lieu,
non-seulement, mais principalement pendant la systole ventriculaire. A mesure que l'épanchement se produit, les battements du
cœur sont moins sensibles à la main, et ils lui échappent complétement quand il est considérable.

La percussion va nous montrer des signes d'une plus grande,
importance encore et qui auront acquis un véritable degré de certitude quand ils seront confirmés par l'auscultation. Si on pratique
la percussion chez un malade atteint de péricardite à son début,
quand l'épanchement est nul, ou presque nul, on peut déjà
constater une légère augmentation dans la matité de la région
précordiale, et qui est due à la turgescence inflammatoire dont le
cœur est le siége. Sans doute, tout cela est bien délicat, et nous
comprenons que ces résultats échappent à ceux qui n'ont pas une
grande habitude de ce genre d'exploration, mais ils n'existent pas
moins; il est plus facile de les nier que de les rechercher, c'est
pour cela qu'ils sont considérés par tant de médecins comme une
création de fantaisie.

Si déjà un très-léger épanchement a lieu dans le péricarde, ce
mode d'exploration le fait reconnaître; ce résultat, nous l'avons
noté avec soin chez plusieurs des malades dont les observations
ont été rapportées. Dans les conditions normales, la limite extrême de la matité du cœur correspond exactement au lieu même
où bat sa pointe. Il n'en est plus ainsi quand un épanchement
même très-léger existe; on trouve que la matité déborde la
pointe, surtout à gauche, et que son étendue varie suivant
l'abondance de l'épanchement; dans certains cas, elle n'a pas
plus d'un centimètre; alors la pointe du cœur présente une
forme mousse, arrondie, telle qu'on la rencontre dans l'hypertrophie. — Nous allons voir, en parlant de l'auscultation, que les
phénomènes constatés par ce mode d'exploration, serviront à
établir la valeur du signe que nous venons de mentionner. —
A mesure que l'épanchement se résorbe, la matité diminue et
se trouve en rapport avec la pointe du cœur. La forme de cette
matité varie suivant la position qu'on fait prendre au malade; ainsi, chez celui de notre septième observation, elle avait
11 centimètres de hauteur sur 9 de largeur, mais elle changeait
avec la position que l'on donnait à son corps. Le faisait-on
coucher sur le côté droit, la matité avait moins d'étendue à
gauche, mais elle augmentait à droite; s'il se couchait sur le
côté gauche, on avait un résultat inverse. On comprend facilement

que la matité étant due au liquide épanché dans le péricarde, son étendue est en raison de la quantité de celui-ci ; elle peut donc occuper quelquefois le tiers inférieur et même la moitié de la partie antérieure et externe du côté gauche du thorax. Les signes fournis par la percussion peuvent dépendre d'une cause autre que l'épanchement péricardique, aussi le médecin ne devra-t-il jamais s'en rapporter à eux seuls ; pour que le diagnostic soit exact, complet, il faut les rapprocher de ceux fournis par l'auscultation.

Quand on place l'oreille sur la région précordiale d'un malade atteint de péricardite dans sa période de congestion, alors que des pseudo-membranes commencent à se développer, on entend *un frôlement, un frou-frou* plus ou moins marqué dans une étendue variable, tantôt vers la pointe, mais plus souvent vers la base ou le bord externe de sternum. Ce bruit particulier est isochrone aux mouvements du cœur ; on l'entend pendant la systole et la diastole, mais habituellement, il est plus marqué pendant la contraction ventriculaire : c'est l'analogue du bruit signalé par Laennec dans la première période de la pleurésie, et auquel il a donné le nom de murmure *ascensionis et descensionis*. Nous avons souvent constaté la ressemblance qui existe entre le *frou-frou péricardique* et le froissement d'une étoffe de soie ou de parchemin. Étant produit par le frottement des pseudo-membranes, on comprend aisément que son caractère varie, suivant leur épaisseur, leur degré de consistance et d'organisation, et souvent il se rapproche tellement du bruit de scie ou de râpe, qu'il faut une bien grande habitude pour le distinguer de ceux que l'on rencontre dans les lésions des orifices ou des valvules. Cependant on peut dire qu'en général, lorsque *ce frou-frou* appartient à la péricardite, il est plus superficiel, plus diffus, plus large, plus éparpillé, que lorsqu'il se rattache à une lésion valvulaire ou à un rétrécissement d'orifice ; dans ce dernier cas, le bruit est plus circonscrit, plus limité, plus filé. Le lecteur sent bien que ces nuances sont parfois tellement minimes, que c'est l'exercice seul de l'oreille qui peut les faire saisir. Je n'ai pas à parler des autres bruits qui ne se rencontrent que dans la péricardite chronique, puisque je ne dois examiner dans ce travail que les coïncidences du rhumatisme articulaire aigu.

Nous venons de voir que, pour la péricardite, les signes physiques sont les plus sûrs, les seuls qui puissent conduire au diagnostic exact de la maladie ; nous en dirons autant pour l'endocardite. Si nous nous sommes longuement étendu sur la première, nous ne pouvons pas être moins complet pour la seconde, qui est relativement plus grave encore, et qui joue un rôle si important dans l'histoire du rhumatisme articulaire aigu.

A quels signes reconnaîtra-t-on l'existence d'une endocardite ? Les battements du cœur sont plus violents qu'à l'état normal, on les voit et on les sent dans une plus grande étendue. Si on vient à percuter la région précordiale, dans les cas graves, on trouve la matité augmentée, elle est due à la turgescence inflammatoire. Cette augmentation de la matité peut dépendre de cette cause, mais aussi d'un épanchement dans le péricarde, et le diagnostic différentiel est-il possible ? Oui certainement. Dans le premier cas, les battements du cœur sont sous la main et leur intensité est en rapport avec l'étendue de la matité ; dans le second, au contraire, ils sont refoulés, lointains et quelquefois la main ne peut pas les sentir. Nous ne saurions trop insister sur l'importance de ces signes, tant il est utile de savoir si l'on a à combattre ou une endocardite, ou un épanchement péricardique : la gravité n'est pas la même dans les deux cas.

En appliquant l'oreille sur la région du cœur, on entend un bruit de soufflet plus ou moins rude, plus ou moins râpeux, en rapport avec la force et l'étendue de ses battements, et surtout avec le degré de boursouflement des valvules et le volume des concrétions fibrineuses placées aux orifices. Ce souffle peut quelquefois couvrir les deux claquements valvulaires, mais le plus souvent, c'est l'un d'eux seulement. Tantôt il a son maximum d'intensité à la base, tantôt à la pointe, suivant que le boursouflement porte sur les valvules sygmoïdes ou sur la mitrale. Plusieurs fois, nous avons entendu un tintement métallique pendant la systole.

Dans l'état physiologique, le pouls est l'expression exacte de l'intensité et du nombre des battements du cœur ; les choses ne sont pas ainsi dans certains cas d'endocardite où l'on trouve quelquefois le pouls petit, misérable, concentré, tandis que les battements du cœur sont tumultueux, assez énergiques, et semblent lutter contre un obstacle. Cette espèce de contradiction entre le pouls et la systole ventriculaire dépend d'un obstacle à la circulation occasionné par le boursouflement considérable des valvules, mais principalement par la formation de concrétions fibrineuses placées autour des orifices qu'elles rétrécissent, et d'autres fois, elles sont si fortement intriquées autour des valvules, que celles-ci ne peuvent plus jouer. On comprend alors comment une très-petite quantité de sang seulement peut être projetée dans le torrent circulatoire malgré l'énergie des contractions ventriculaires. C'est lorsque ces concrétions se forment qu'apparaissent les accidents les plus graves, tels que la pâleur du visage, le refroidissement de extrémités, les défaillances, les syncopes, accidents que bon nombre d'auteurs rattachent à la péricardite. Il faut véritablement n'avoir jamais observé de malades atteints d'endocardites violentes, il faut n'avoir jamais fait avec soin l'autopsie de ceux qui ont succombé à cette maladie, pour soutenir qu'elle n'est pas la cause la plus fréquente du développement des concrétions dans le cœur. D'ailleurs, ceux qui le nient, n'apportent aucune preuve à l'appui de leurs assertions, et gardent un profond silence sur l'étiologie de ces caillots fibrineux. Quand l'embarras de la circulation est porté très-loin, le nombre des pulsations est moindre que celui des battements du cœur ; plusieurs fois, il nous est arrivé de trouver entre les deux, une différence assez notable. Quelle est la cause de cette contradiction apparente? C'est que la systole ventriculaire ne pouvant lancer qu'une colonne de sang très-petite, celle-ci ne suffit plus pour ébranler la masse sanguine contenue dans les artères éloignées du cœur. Il est donc très-probable que la perte de connaissance subite, les mouvements convulsifs légers, suivis de respiration stertoreuse, et d'écume à la bouche, sont le résultat d'une forte congestion veineuse du sytème encéphalique, provenant de l'obstacle apporté au dégorgement de la veine cave supérieure par les concrétions fibrineuses qui distendent les cavités du cœur.

Il arrive très-fréquemment que l'on trouve une endo-péricardite; c'est à l'aide des signes combinés de l'endocardite et de la péricardite que l'on pourra faire la part qui revient à chacun de ces états organo-pathiques. Chez les malades de nos v^e, viie, viiie, ixe, x^e, xiie, xive observations nous avons trouvé les signes combinés des deux maladies.

Sans doute il ne faut pas toujours attribuer tous les accidents que nous venons de mentionner à la seule influence des causes mécaniques. Quelquefois l'inégalité, l'intermittence des battements du cœur, sont dues au trouble de l'innervation, à une excitation dynamique du système nerveux du cœur. Mais il faut se garder d'exagérer cette influence : dans les violents rhumatismes articulaires, les troubles purement dynamiques du cœur sont très-rares, et les lésions organiques très-fréquentes. Je n'ai pas besoin de dire combien il importe aux médecins de ne pas confondre les uns avec les autres, puisque de l'exactitude du diagnostic dépend un traitement rationnel.

On a soutenu que les souffles que nous rattachons à l'endocardite, étaient souvent dus à l'état connu sous le nom de chlorose, d'anémie et de chloro-anémie. Une semblable objection ne peut être prise au sérieux, elle ne peut être faite que par des hommes complétement étrangers aux études cliniques. En effet, qu'avons-nous vu dans toutes les observations rapportées plus haut? Que les bruits de souffle dus à l'endocardite diminuaient d'abord, et disparaissaient ensuite, sous l'influence d'un traitement qui, très-certainement les aurait aggravés s'ils eussent été produits par l'appauvrissement du sang. Pour que l'on nous reproche une semblable erreur, il faut n'avoir jamais comparé le souffle doux, moelleux de la chlorose, ayant son siége exclusif au niveau du sinus aortique, avec cet autre souffle rude, râpeux, ayant quelquefois son siége à la base, mais le plus souvent à la pointe. Je sais que trop souvent on prend l'un pour l'autre, et que chez bon nombre de chlorotiques, *on croit* à une lésion organique du cœur. Mais une semblable méprise ne peut avoir la valeur d'un fait scientifique !

Il y a plus de vingt-cinq ans, lorsque la loi de coïncidence du rhumatisme articulaire avec l'inflammation des membranes séreuses du cœur fut promulguée, elle fut généralement mal comprise, et les quelques médecins qui ne la nièrent pas, la considéraient au moins comme une exception et non comme la règle. Aujourd'hui encore on s'entend bien mal, puisque la plupart des auteurs confondent la *coïncidence* et la *complication :* c'est ainsi que M. Grisolle place la péricardite au nombre des complications du rhumatisme. Il s'en faut bien cependant que ces deux expressions soient synonymes ; elles ont un sens tout différent, et il importe ici de bien préciser les choses, car trop souvent une confusion dans les idées est entretenue par une confusion dans les mots. Qu'est-ce qui distingue la coïncidence de la complication ? L'inflammation qui coïncide avec une autre se déclare sous l'influence de la même cause morbide, et c'est ce que nous avons vu chez les malades dont nous avons cité les observations. En effet, dans un rhumatisme généralisé et violent, on constate fréquemment une péricardite ou une endocardite dès le début, en même temps que les lésions articulaires, elle

6

est engendrée par la même cause, c'est donc bien une coïncidence. Que dans le cours d'une fièvre typhoïde, un malade soit pris d'une pneumonie, d'une pleurite, c'est ici une complication, car ces deux phlegmasies ne sont pas produites par la même cause que la fièvre typhoïde.

Les médecins qui s'en rapportent plus aux théories qu'à l'expérience clinique, pensent que cette coïncidence est une *exception* et non une *règle*. M. Chomel dit : « qu'il faut bien démontrer que la nature dément le plus souvent cette *loi* pathologique... Toujours est-il que la conclusion inévitable des faits observés à la clinique de l'Hôtel-Dieu sera celle-ci : C'est que, contrairement à la proposition du professeur de la Charité, l'endocardite, *si endocardite il y a,* n'apparaît dans le rhumatisme articulaire aigu que comme *exception* et non comme règle (1). » Ainsi, on le voit, M. Chomel parle bien de rhumatisme articulaire aigu, mais il ne dit rien de *la catégorie des cas,* cependant sans cette distinction importante il est impossible de s'entendre. Tant que, pour résoudre la question, on s'en tiendra à des termes vagues, mal définis, et suivant le point de vue auquel on se placera, on aura, tout à la fois, *tort* et *raison* en affirmant que la coïncidence du rhumatisme articulaire aigu avec l'inflammation des membranes séro-fibreuses du cœur est la *règle* ou l'*exception*. Que deux médecins, fatigués de l'incertitude dans laquelle les jette cette phrase de M. Chomel, en appellent à l'épreuve clinique, et que chacun examine de son côté vingt malades. Que ceux du premier soient atteints de rhumatismes articulaires aigus mono – articulaires, ou de gravité moyenne, l'exploration la plus attentive ne lui fera peut-être pas rencontrer deux cas de coïncidence du côté du cœur, et si, basant son opinion sur ces observations, il venait dire, d'une manière générale, que cette loi est l'*exception* et non la *règle*, les faits lui donneraient raison. Si le second examine avec soin vingt autres malades, mais atteints d'arthrites rhumatismales graves et généralisées, je puis affirmer que, s'il a quelque habitude des moyens d'investigation dont nous avons parlé plus haut, il rencontrera quinze ou seize fois, et peut-être plus, une péricardite, une endocardite, et souvent les deux lésions réunies. Lui aussi aurait donc raison en proclamant que cette *loi* est la *règle* et non l'*exception*.

(1) Chomel, *Leçons sur le rhumatisme et la goutte,* p. 183.

L'exemple que je viens de citer suffit pour faire comprendre combien il est utile de catégoriser les cas. M. Chomel ne le fait pas ; à quelle source a-t-il puisé les preuves sur lesquelles repose son affirmation? Il est évident que les malades de l'Hôtel-Dieu ne se comportent pas autrement que ceux de la Charité, et pour qu'il y ait entre les deux professeurs une divergence d'opinions aussi complète, il faut bien que la vérité soit d'un côté et l'erreur de l'autre, mais comment se prononcer? Déjà j'ai fait sentir qu'en pareille matière, l'autorité des plus grands noms ne dispensait pas d'un examen sérieux ; le *ille dixit* n'est plus un argument péremptoire. Dans un excellent article sur la *reviviscence*, M. Fleury disait, en parlant des allégations opposées de MM. Pouchet et Doyère, la *parole est aux faits;* comme lui, laissons là les doctrines, et étudions les faits.

Sont-ils tels qu'ils puissent être non-seulement *comptés*, mais encore *pesés?* Nous le pensons, et nous allons essayer de le démontrer. Il ne sera peut-être pas inutile de remettre sous les yeux du lecteur les conditions dans lesquelles cette grande loi de coïncidence a été découverte; il verra par cet exemple combien dans les sciences les faits s'enchaînent, s'éclairent mutuellement, et comment de leur étude poursuivie avec persévérance peut naître quelquefois un horizon tout nouveau. « En 1833, dit M. Bouillaud, je m'occupais des recherches nécessaires à la composition du *Traité clinique des maladies du cœur* qui parut en 1835, et spécialement de recherches sur les bruits du cœur à l'état normal et anormal. J'avais pris le parti d'ausculter cet organe chez tous ou presque tous les malades admis dans mon service, non-seulement pendant le cours de leurs maladies, quelque diverses qu'elles fussent, mais encore au moment de leur convalescence et de leur complète guérison. Or, en auscultant ainsi les bruits du cœur chez les individus atteints encore ou déjà convalescents d'un rhumatisme articulaire aigu, tout à fait bien portants avant le développement de cette maladie, je ne fus pas médiocrement surpris d'entendre un fort bruit de râpe, de scie ou de soufflet, tel que je l'avais si souvent rencontré déjà depuis plusieurs années dans le cas d'induration chronique, de végétations, etc., des valvules du cœur, avec rétrécissement plus ou moins considérable d'un seul ou de plusieurs des orifices auxquels ces valvules ou soupapes vivantes sont annexées. Comme les malades jouissaient de toute la plénitude de leur santé avant d'avoir été atteints du rhumatisme articulaire aigu pour lequel ils avaient été admis à l'hôpital, il ne m'était pas permis de soupçonner chez eux aucune maladie *chronique organique* des valvules antérieurement à l'existence de ce rhumatisme. Alors je me rappelai quelques cas de *maladie aiguë du cœur*, pendant le cours de laquelle j'avais entendu un bruit de soufflet ou de râpe, et poursuivant mes recherches avec cette persévérance sans laquelle on ne vient à bout de rien, je ne tardai pas à reconnaître qu'une véritable phlegmasie de la membrane interne du cœur, et spécialement des valvules sur lesquelles elle se replie, était cause de ce *singulier bruit* de soufflet ou de râpe que j'avais été si surpris d'entendre chez les rhumatisants (1). » A partir de ce moment les liens qui unissent l'arthrite rhumatismale à l'inflammation des membranes séro-fibreuse du cœur, furent entrevus, mais voilà tout. Avant que l'auteur pût arriver à formuler sa loi de coïncidence, il fallait encore bien des recherches, bien des labeurs.

Après avoir recueilli et catégorisé un nombre considérable d'observations d'arthrites rhumatismales, et constaté que pour les cas graves une coïncidence d'endocardite et de péricardite était très-fréquente, il en a tiré cette induction que, parmi les individus atteints de *lésions chroniques organiques du cœur*, il devait s'en trouver un certain nombre atteints autrefois d'un violent rhumatisme articulaire aigu avec coïncidence de péricardite ou d'endocardite. « Or, quelle ne fut pas ma satisfaction dit-il, lorsqu'après avoir interrogé avec le plus grand soin, sur leurs antécédents, les malades entrés dans mon service, ou vus dans ma pratique particulière, j'acquis la certitude vraiment mathématique qu'un grand nombre d'entre eux avaient été frappés une ou plusieurs fois d'un rhumatisme articulaire aigu, qui s'était prolongé pendant trente, quarante, cinquante jours et même plus, et que, partant, l'expérience et l'observation justifiaient pleinement mon induction ! »

Or, dès cette époque, cette découverte reposait déjà sur un nombre d'observations considérable. En additionnant tous les cas cités à l'appui, on obtenait un chiffre de TROIS CENT TRENTE pour base de la loi de coïncidence entre le rhumatisme articulaire et l'inflammation de l'endocarde ou du péricarde. Dans une première catégorie de cent quatorze cas recueillis avec le plus grand détail, dans un espace de six à sept ans, il y en a soixante-

(1) Bouillaud, *Traité clinique du rhum. artic.*, page 126.

quatorze d'une grande intensité, et parmi ceux-ci, soixante-quatre fois on a rencontré la coïncidence *certaine* d'une endocardite ou d'une péricardite. Depuis cette époque des recherches ultérieures sont venues confirmer la découverte du professeur de la Charité; tous ceux qui ont *cherché* sans idées préconçues *ont trouvé.* On le voit donc, les observations que nous avons rapportées dans ce travail ne sont pas isolées dans la science, elles sont conformes à celles de nos devanciers, et en basant sur elles les preuves de nos allégations, nous ne craindrons pas d'être accusé de témérité.

M. Chomel, en affirmant que *cette loi pathologique* n'apparaît que comme l'*exception* et non comme *la règle*, ne nous dit rien de la catégorisation des cas, et cependant sans elle on pourrait longtemps encore discuter dans le vide. On a précisé les termes pour résoudre le problème. La *loi de coïncidence* a été formulée de la manière suivante : Dans les cas de violents rhumatismes articulaires aigus et généralisés, la coïncidence d'une péricardite, d'une endocardite ou d'une endo-péricardite, est *la règle,* et la non-coïncidence l'*exception.* — Dans les cas de rhumatismes articulaires aigus légers, ou de moyenne intensité, ou mono-articulaires, la coïncidence d'une péricardite, d'une endocardite ou d'une endo-péricardite est l'*exception* et la non-coïncidence *la règle.*

Cette loi de coïncidence est-elle conforme à ce que nos observations nous ont enseigné? Dans les quatre cas où la maladie s'est terminée par la mort, deux fois nous avons constaté les signes anatomiques d'une péricardite ou d'une endocardite. Chez douze malades, la guérison a été obtenue ou à la fin du premier septenaire ou au commencement du second, et onze fois le jour de l'entrée des malades à l'hôpital, avant tout traitement commencé, nous avons constaté les signes incontestables d'une péricardite avec ou sans épanchement, d'une endocardite et plusieurs fois d'une endo-péricardite. Chez le malade de notre douzième observation, il y a eu non seulement une endo-péricardite, mais encore une pleurésie. Il résulte donc aussi de nos recherches que cette coïncidence est une règle, et non une exception pour la catégorie des cas indiqués.

Le sang retiré par la lancette ou par les ventouses offre des caractères sur lesquels nous n'avons pas à revenir ici, puisque nous les avons longuement décrits en parlant de l'anatomie pathologique.

La plupart des auteurs qui ont donné une description de l'arthrite rhumatismale, ont noté que chez un certain nombre de malades une fièvre intense persistait lorsque les symptômes du côté des articulations avaient disparu, et que chez d'autres, il n'y avait pas de rapport entre la fièvre et l'affection des articulations. Je ne veux pas revenir ici sur toutes les hypothèses que l'on a créées pour expliquer cette apparente contradiction *d'une fièvre rhumatismale sans rhumatisme*, mais nous allons voir si la découverte de cette loi de coïncidence n'était pas de nature à faire trouver le mot de l'énigme. Au commencement de ce chapitre, en parlant de la fièvre, je disais que son intensité était en rapport avec la violence et l'étendue de la lésion articulaire, mais qu'elle dépendait surtout d'une coïncidence de péricardite et mieux encore d'endocardite. Que de fois n'avons-nous pas constaté que toutes les jointures étant à peu près dégagées, la fièvre était entretenue par *ce rhumatisme du cœur*, qui ne se révèle par aucune douleur, et que le médecin néglige trop souvent, quoiqu'il soit l'élément le plus grave de la maladie! Chez le sujet de notre douzième observation, les articulations étaient à peu près complétement dégagées et cependant la fièvre persistait ; elle était entretenue par des désordres du côté du cœur ; et c'est contre eux que nous avons dû lutter le plus longtemps. Si nous avions négligé l'exploration de cet organe, il nous eût été facile de créer à plaisir une *fièvre essentielle.* Il y a peu de temps, j'ai donné des soins à une jeune fille de dix-huit ans, chez laquelle la fièvre a persisté quelques jours après que les jointures ont été libres ; chez elle aussi, elle était entretenue par une coïncidence d'endocardite. Il est d'autant plus utile de rechercher quelle est la cause de cet état fébrile, que l'intervention du médecin peut prévenir ces lésions chroniques organiques du cœur, qui plus tard empoisonnent la vie des malades, et rappelaient à Corvisart ce vers de Virgile :

.... *Hæret lateri lethalis arundo.*

Pour mon compte, j'avouerai que, depuis plusieurs années, j'ai vainement cherché un *seul exemple* de la persistance de cette fièvre en l'absence de signes positifs et réels de quelque phlegmasie interne.

En étudiant l'anatomie pathologique de l'arthrite rhumatismale, nous avons vu que les démonstrations les plus rigoureuses n'avaient pu porter la conviction dans l'esprit de quelques médecins, sans doute plus préoccupés du soin de défendre certains hommes, que d'ouvrir leurs bras à la vérité. Ne soyons donc pas surpris, si nous les trouvons encore ici repoussant toute lumière. D'ailleurs ils sont conséquents avec eux-mêmes, il fallait malgré tout, soutenir que le rhumatisme articulaire aigu est une maladie *sui generis ;* ils ont dû commencer par nier son anatomie pathologique, c'était le premier pas. Maintenant ils soutiennent que cette fièvre rhumatismale est la congénère de la variole, de la rougeole et de la scarlatine. Plus bas, en parlant de la nature de la maladie, nous verrons à quelles hérésies médicales ils en sont réduits pour défendre une thèse qui rallie aujourd'hui bien peu de partisans ! N'abandonnons pas le terrain à nos adversaires, suivons-les pas à pas, et pesons tous leurs arguments.

Voici ce qu'on lit dans l'ouvrage de M. Chomel... : « Or donc, c'est une supposition dénuée de preuves suffisantes dans l'état actuel de la science, c'est au moins une affirmation aventureuse et téméraire, que d'invoquer un fait aussi incertain et aussi *exceptionnel que l'endocardite,* pour expliquer un fait *certain* et qui n'est pas très-rare, savoir la persistance de la fièvre pendant la suspension éphémère des douleurs articulaires et en l'absence de signes positifs et réels, de quelque phlegmasie interne. Qu'y a-t-il donc de si étrange, de si mystérieux, de si incompréhensible dans ce phénomène ? La fièvre ne précède-t-elle pas presque toujours, de vingt-quatre en quarante-huit heures, la manifestation de ces phlegmasies articulaires dont l'ensemble constitue une attaque de rhumatisme articulaire aigu général ? Et certes il n'y a pas d'endocardite, dans la grande majorité des cas. La fièvre rhumatismale n'est donc pas en relation d'*effet* à *cause* avec les douleurs articulaires ; elle est *primitive* par rapport à celle-ci et non pas *consécutive ;* elle est donc indépendante. Quoi de plus simple à concevoir qu'elle puisse persister pendant que les symptômes locaux seront suspendus, de même qu'elle avait paru avant qu'ils eussent éclaté ! . . . . Au demeurant, la *fièvre rhumatismale sans rhumatisme,* que certains médecins repoussent comme une chimère inadmissible, dont ils affectent même de signaler la dénomination comme contradictoire et absurde, n'est ni plus ni moins mystérieuse que les cas de variole, de scarlatine et de rougeole sans exanthême, cas admis par la plupart des médecins, et appuyés sur l'autorité des meilleurs observateurs (1). »

Ainsi l'auteur est explicite : pour lui la fièvre est une cause et non un effet, elle est *primitive* et non pas *consécutive*. Sur quelles preuves fonde-t-il ses allégations? Sur ce fait, à savoir que la fièvre précède de quelques heures, quelquefois de vingt-quatre à trente, la manifestation des phlegmasies articulaires. Mais, dans la pneumonie qui est le type de l'inflammation franche, les choses se passent souvent ainsi ; il y a ce que l'on appelle la fièvre prodromique ; irez-vous dire ici que c'est la fièvre qui est la cause de la lésion du poumon? Avant que cette lésion se révèle à nos moyens d'investigation, il y a un travail intérieur qui allume l'incendie et bientôt après on voit quel est le point de départ. Pour les maladies que nous pouvons suivre de l'œil, nous constatons la même marche dans les phénomènes. Voyez ce malade dans le bras duquel une épine a pénétré, autour d'elle se forme un phlegmon, puis la fièvre apparaît seulement; les choses se passent à l'intérieur comme à l'extérieur. La chirurgie n'est-elle donc pas une médecine extérieure et peut-on penser que la nature procède différemment dans les deux cas? D'ailleurs nous avons vu, chez la plupart de nos malades, les douleurs articulaires éclater presqu'en même temps que la fièvre, et celle-ci se comporter par rapport à la lésion locale, comme dans la pneumonie, la pleurésie. Mais, chose étrange! Après avoir soutenu les doctrines que nous venons de mettre sous les yeux du lecteur, M. Chomel rapproche la marche des phénomènes de l'arthrite rhumatismale de ceux de la pneumonie, de la pleurésie, il détruit donc d'une main ce qu'il a édifié de l'autre. « Des pro-dromes fébriles, dit-il, d'une certaine intensité annoncent à l'avance cette gravité du mal, comme au début de la *pneumonie, de la pleurésie et autres phlegmasies sérieuses.....* Ce sont des alternatives de frissons et de chaleur, des sueurs et autres phénomènes fébriles, qui ouvrent la carrière de toute grande maladie, mais pas plus de telle maladie que de telle autre. Quelquefois ces symptômes généraux et vagues persistent seuls pendant deux ou trois jours ; mais le plus souvent ils ont à peine *duré quelques heures* qu'une ou deux articulations s'endolorissent et s'enflamment, et qu'ainsi la nature de la maladie est ré-

(1) Chomel, ouvr. cité, page 185.

vélée beaucoup *plus tôt que dans les cas de pneumonie ou de pleurésie* (1). »

Ce n'est pas la dernière contradiction que nous aurons à signaler. Ajoutons à ce que nous venons de dire, que si le médecin ne peut pas toujours suivre pas à pas la marche des phénomènes au début de la maladie, il voit, quand celle-ci diminue et disparaît ensuite, comment la fièvre se comporte par rapport à la lésion articulaire. Chez tous nos malades nous avons toujours constaté une relation intime entre la première et la seconde ; à mesure que l'inflammation des articulations, du cœur ou de la plèvre diminuait, nous trouvions dans la fièvre la même marche décroissante ; en un mot, les choses se passent exactement ici comme dans la pneumonie. Si la doctrine que nous combattons était vraie, on devrait quelquefois rencontrer des rhumatismes articulaires aigus très-intenses, quant à l'étendue, et à la gravité de la lésion articulaire, et avec une fièvre modérée ; or, a-t-on jamais constaté des faits de cette nature ? Qui ne sait au contraire le lien intime qui existe entre l'une et l'autre ?

Voyons maintenant, si du rapprochement que l'on a essayé de faire, entre le rhumatisme articulaire aigu et la fièvre typhoïde, la rougeole, la variole, la scarlatine, vont naître des preuves sur lesquelles la doctrine de nos adversaires trouvera quelque point d'appui. Pour prouver l'existence d'une fièvre rhumatismale, en l'absence de toute phlegmasie interne, on la rapproche de la fièvre typhoïde sans altérations anatomiques. C'est M. Chomel, lui-même qui va se réfuter. En 1821, il défendait la doctrine de l'essentialité, telle qu'elle était comprise par Pinel, mais quelques années après, il s'est rendu à l'évidence des faits, ce qui a permis à M. Louis de dire : « Ceux qui jusqu'alors avaient défendu avec le plus de vivacité la doctrine des fièvres, ont abandonné leur manière de voir, et reconnu, pour la plupart, comme l'a fait M. Chomel en France, l'exactitude des faits que j'ai observés..... Cette affection (celle des plaques elliptiques) *ayant été constante,* forme le caractère anatomique de la maladie. » L'exemple de la fièvre typhoïde ne peut donc pas être une base qui serve de point d'appui bien solide.

Quant à ces cas de *variolæ sine variolis,* de *scarlatina sine scarlatinâ,* de *morbilli sine morbillis,* sont-ce des faits si

(1) Chomel, ouvr. cité, page 169.

bien démontrés que l'on puisse s'emparer d'eux pour étayer d'autres faits au moins aussi problématiques ? Quoi ! une maladie n'a qu'un *seul caractère pathognomonique*, il vient à faire défaut, et malgré cela vous n'hésitez pas à proclamer l'existence de cette maladie ! Mais sur quoi donc repose votre diagnostic ? Chose étrange ! ceux que nous combattons veulent que nous tenions pour des preuves ce qu'eux-mêmes considèrent comme de simples conjectures, car en parlant de ces fièvres éruptives sans éruptions, ils disent : « La maladie est, durant tout son cours, complétement *privée de son caractère pathognomonique, et ne peut, après tout, qu'être soupçonnée par conjecture* (1). »

Que ceux qui conservent quelques doutes sur la nature de l'arthrite rhumatismale, entrent dans une salle d'hôpital, et qu'ils soumettent leur jugement à l'épreuve clinique, seul critérium en médecine. Là se trouvent des malades atteints de pneumonies, de pleurésies, etc.; ici, d'autres qui ont une de ces affections dans lesquelles tout le monde reconnaît l'existence d'un *virus*, c'est une rougole, une variole, une scarlatine. Interrogez ces malades, suivez la marche des phénomènes avec soin, étudiez le mode d'action des agents thérapeutiques, et vous verrez que la pneumonie et la variole sont des maladies qui demandent un *casier* à part. Voyez cet autre malade, *cloué* dans son lit, en proie à des douleurs atroces, toutes ses jointures sont prises, il a une fièvre violente; interrogez-le aussi avec soin, étudiez les lésions locales, tenez compte de l'état général, observez quel ordre de succession ont suivi les phénomènes. Si vous voulez lui déterminer une place dans un cadre nosologique, le place-rez-vous à côté de ceux atteints de variole, de scarlatine, etc., ou bien le rapprocherez-vous de ceux qui ont une inflammation du poumon ou de la plèvre? Comme M. Grisolle, mettrez-vous l'arthrite rhumatismale entre la suppression des règles et le prurigo ? Ou bien, à l'exemple de Sydenham, donnerez-vous à cette maladie une place dans la classe des phlegmasies, à côté de la pneumonie, de la pleurésie, de l'érysipèle? Vous vous prononceriez plus vite encore s'il vous avait été donné de comparer sur une vaste échelle le sang retiré par la lancette et les ventouses, et de voir des pneumoniques, des pleurétiques et des rhumatisants soumis à la même thérapeutique, et sous

(1) Chomel, ouvr. cité, page 185.

son influence, ces malades se comporter exactement de la même manière.

Plus on relit avec soin les écrits de M. Chomel et de ses élèves, plus on est convaincu que c'est faute d'un examen, ou d'une habitude suffisante de l'exploration du cœur, qu'ils en sont venus à considérer comme une *exception* ce qui est une *règle*, et on s'explique alors comment ils ont proclamé l'existence de cette fièvre rhumatismale sans rhumatisme entretenue à leur insu par quelque coïncidence d'endocardite ou de péricardite.

En parlant des signes propres à ces maladies, nous avons fait remarquer combien ils étaient quelquefois difficiles à saisir pour ceux qui n'avaient pas une suffisante habitude de ce genre d'études. Mais, pensera-t-on peut-être, ces signes que vous avez mentionnés, sont-ils positifs, réels, acceptés par tout le monde? En un mot, dans les cas de violents rhumatismes généralisés, cette loi de coïncidence est-elle aussi fréquente que vous le dites? J'ai suffisamment répondu plus haut à ces objections, mais je ne puis avoir la pensée que la doctrine que j'ai défendue, même en la plaçant sur son véritable terrain, l'anatomie pathologique et l'étude clinique, ait rallié tout le monde. Il est impossible de soutenir une vérité sans attaquer une erreur, et comme elles sont représentées par quelqu'un qui s'appelle *X* ou *Z*, bien des passions sont mises en jeu, alors trop d'hommes sont disposés à oublier la belle maxime de Cicéron et à sacrifier la *vérité* à *Platon*. Mais, peut-être, moi aussi, m'accusera-t-on de népotisme? A cela je répondrai que je n'ai rien avancé, sans mettre sous les yeux du lecteur toutes les pièces du procès, afin qu'il juge en connaissance de cause. Je sais assez qu'une affirmation, de quelque côté qu'elle vienne, n'a jamais la grande autorité d'une rigoureuse démonstration. — Lorsque j'ai soutenu que l'anatomie pathologique ne formait pas une *case vide* dans l'histoire de l'arthrite rhumatismale, m'en suis-je tenu à un simple énoncé d'opinions, ou n'ai-je pas procédé par démonstration? — Lorsque j'ai combattu la doctrine des pathologistes, qui font du tissu fibreux le siège principal de la maladie, et que j'ai soutenu, au contraire, qu'il était dans la membrane synoviale, n'ai-je pas apporté, à l'appui de mon assertion, des preuves d'anatomie, de physiologie, d'anatomie pathologique et de physiologie pathologique? — Lorsque j'ai affirmé que dans les cas graves d'arthrites rhumatismales généralisées, la coïncidence d'une inflammation des membranes séro-fibreuses du cœur, était la *règle* et non l'*exception*, n'ai-je pas appuyé mon opinion d'une masse de faits assez imposante pour que l'on puisse considérer la démonstration comme rigoureuse? J'en appelle à l'impartialité de ceux dont l'esprit est dégagé d'idées préconçues, me suis-je égaré dans de vaines doctrines? Me suis-je laissé entraîner à de stériles hypothèses? Ou n'ai-je pas suivi les faits, pas à pas, afin d'être seulement leur fidèle interprète?

Si nous trouvons quelques dissidents dont le nombre diminue chaque jour, nous avons la satisfaction de compter parmi les partisans des idées que nous défendons l'un des hommes dont la médecine s'honore à juste titre. M. le professeur Andral, dans ses annotations à l'ouvrage de Laennec, s'exprime ainsi : « On ne peut plus révoquer en doute aujourd'hui que, dans un *grand nombre* de rhumatismes articulaires aigus, la membrane interne du cœur n'ait une singulière tendance à s'enflammer; il en résulte divers accidents sur lesquels nous reviendrons plus tard. Je rappellerai seulement ici que, sans le secours de l'auscultation, il serait le plus souvent impossible de reconnaître l'endocardite qui vient ainsi compliquer un rhumatisme, dès lors on comprend facilement comment une pareille affection a dû rester si longtemps méconnue, et *comment elle échappe encore dans la plupart des cas, si l'on n'ausculte avec soin, et chaque jour, la région du cœur chez tous les rhumatisants.* Je ne doute plus pour ma part du rôle important que joue le rhumatisme articulaire aigu dans la production des maladies organiques du cœur. D'un côté, je me suis assuré par une investigation attentive, qu'un assez grand nombre d'individus atteints de diverses lésions du cœur avaient eu antécédemment un rhumatisme aigu, et que c'était à dater de cette époque, ou de peu de temps après, qu'ils avaient commencé à remarquer en eux quelques accidents du côté du cœur, comme palpitations, dyspnée, etc.; d'un autre côté, ayant observé chaque jour l'état du cœur chez beaucoup de rhumatisants, j'ai, en quelque sorte, entendu *naître sous l'oreille l'affection du cœur.* D'abord, soit pendant que les douleurs articulaires existent encore, soit après qu'elles ont cessé, on perçoit un bruit de soufflet qui, faible à son commencement, devient chaque jour plus prononcé. A cette première période de la maladie, il n'y a le plus souvent ni *douleurs à la région précordiale,* ni *palpitations,* ni *dyspnée;* plus tard, ces deux derniers symptômes apparaissent; ils coïncident le plus souvent avec un état d'hypertrophie

des parois du cœur, hypertrophie qui survient plus ou moins rapidement, *comme résultat de l'endocardite*, celle-ci étant la
première lésion qui a marché avec le rhumatisme (1). »

J'ai tenu à rapporter textuellement ce passage, parce que
chaque mot porte son enseignement. M. Andral fait ressortir à
chaque ligne la fréquence de l'endocardite dans le rhumatisme
articulaire aigu, de plus la facilité avec laquelle elle passe ina-
perçue, et l'impossibilité de la reconnaître sans le secours des
méthodes physiques dont il a été question. Cette maladie, dit-il,
n'est accompagnée ni de *douleur à la région précordiale*, ni
de *palpitation*, ni de *dyspnée*.

Rhumatisme cérébral.

En commençant ce travail, j'ai dû limiter mon sujet, tant il
est vaste, aussi je n'avais l'intention que d'étudier les relations
qui existent entre l'arthrite rhumatismale et l'inflammation des
membranes séro-fibreuses du cœur; mais depuis quelques années la question du rhumatisme cérébral occupe et la presse
médicale et les académies; je suis donc amené à l'examiner. —
Depuis la publication du travail de M. Hervez de Chegoin dans
la *Gazette des Hôpitaux* de 1845, on a rapporté un nombre
assez considérable d'observations dans lesquelles on voit des
accidents cérébraux survenir pendant le cours d'un rhumatisme
articulaire aigu, et dans presque tous les cas, la mort être assez
rapide. Les faits publiés sont-ils tels qu'ils puissent porter la
conviction dans tous les esprits et élucider toutes les données du
problème ? Je ne le pense pas. Comme l'a dit Morgagni, il ne
faut pas seulement *compter*, mais il faut encore *peser* les observations, et plusieurs de celles relatives au rhumatisme cérébral
me paraissent pécher surtout par *le poids*. Je n'ai pas l'intention d'examiner ici tous les documents que l'on a produits pour
chercher à éclairer la question des accidents cérébraux dans le
cours de la maladie que nous étudions ; je me contenterai d'analyser les principaux, ceux qui sont les plus connus et que l'on
cite comme faisant autorité.

Après le travail de M. Hervez de Chegoin de 1845, M. Gosset

---

(1) *Traité de l'auscultation* de Laennec annoté par M. Andral, 4e édit., t, iii,
p. 174.

a inséré dans le *deuxième fascicule* des Actes de la Société médicale des hôpitaux de Paris, une observation recueillie dans le service de Requin, et publiée sous le titre de *Méningite rhumatismale*. Une commission a été chargée d'examiner ce travail, et à l'occasion du rapport de Valleix, M. Bourdon a fait une communication intéressante. Presqu'à la même époque, M. Vigla a consigné dans les *Archives de médecine* (1853) un travail sur le même sujet. Enfin dans le courant du mois de décembre 1859, M. Legroux communiquait à ses collègues des hôpitaux deux faits qui ont provoqué une discussion assez longue.

Le travail de M. Hervez de Chegoin est plutôt une note qu'un mémoire, il renferme trois observations, si tant est que l'on puisse considérer comme telles quelques lignes rédigées en toute hâte ; d'ailleurs l'auteur lui-même avoue qu'elles sont très-incomplètes.

Le premier cas, est celui d'une femme de quarante-cinq ans, forte et impressionnable ; elle était retenue au lit par un rhumatisme aigu qui suivait sa marche ordinaire, quand, un soir, il survint de la céphalalgie avec de l'agitation. La malade succomba dans la nuit, et M. Hervez de Chegoin ne l'a même pas vue. — Que peut-on conclure d'un fait aussi vague, aussi incomplet ? Il n'est rien dit de la gravité de l'arthrite rhumatismale, de l'état des principaux viscères, du traitement employé, etc. Les accidents cérébraux qui semblent avoir emporté la malade ont-ils eu leur point de départ dans l'encéphale lui-même, ou n'ont-ils été que sympathiques, comme cela arrive si souvent, lorsque quelques coïncidences existent du côté du poumon ou du cœur, ou bien enfin ont-ils été provoqués par une médication nuisible ? Voilà ce qu'il est impossible de savoir, et cependant sans toutes ces données la solution du problème est impossible.

Dans le deuxième cas, il est question d'un malade, pouvant se donner tout le bien-être de la vie, mais d'une imagination vive, exaltée, ayant souvent des envies de pleurer. Étant en voyage, il fut pris d'un rhumatisme qui le retint quarante jours dans un hôtel, avec de la fièvre, d'assez grandes souffrances, mais sans autres accidents. Au bout de ce temps, il put revenir chez lui dans une chaise de poste ; la fièvre persistant, un médecin fut appelé et donna *trois grammes* de sulfate de quinine en trois fois et en lavement ; le 1er décembre, le malade est pris de délire avec agitation, et il meurt au bout de quelques jours. Il est bien dit que les accidents cérébraux ont éclaté le 1er décembre, mais on n'indique pas le moment où le sulfate de quinine a été administré ; cependant, en relisant l'observation avec soin, il paraît probable qu'un temps très-court s'est écoulé entre le moment où la médication a été prise et celui où le délire a apparu. — Chez ce malade existe-t-il une relation de cause à effet entre le sulfate de quinine et les accidents cérébraux ? La question est peut-être difficile à vider, mais il me paraît impossible au moins qu'elle ne laisse pas quelques doutes dans l'esprit de ceux qui ne sont pas les partisans *quand même* de la médication quinique appliquée à l'arthrite rhumatismale. Je sais tous les arguments qu'ils ont mis en avant pour exonérer le sulfate de quinine des reproches qu'on lui adresse ; plus bas j'examinerai cette question avec soin. Pour le moment, je ferai remarquer que chez ce malade d'une *imagination vive, exaltée*, le rhumatisme avait duré quarante jours presque abandonné à lui-même et sans que les moindres accidents cérébraux se manifestassent ; dès que le sulfate de quinine est administré, ils éclatent avec une grande violence. Sans doute, ici, il faut tenir compte des conditions morales du malade, mais alors est-il bien étonnant qu'un médicament capable de produire des désordres que tous les auteurs rattachent au sulfate de quinine, céphalalgie très-vive, surdité, troubles de la vision, etc., est-il bien étonnant, dis-je, que dans ces conditions il ait déterminé le délire ?

Le troisième malade de M. Hervez de Chegoin a guéri. C'est un Allemand, aussi d'une imagination vive, ayant eu déjà plusieurs attaques de rhumatisme, et *toujours avec du délire*. Pour ce fait encore, les détails principaux manquent complétement. A cette occasion, M. Hervez de Chegoin se demande s'il n'y a pas deux espèces de rhumatismes cérébraux et articulaires, l'un *fibreux*, l'autre *séreux ;* il rattacherait au premier une marche moins rapide et moins grave. Rien ne peut justifier une semblable manière de voir. Ce que j'ai dit en parlant de l'anatomie et de la physiologie normales et pathologiques touchant le tissu fibreux articulaire, s'applique à la dure-mère.

L'observation de M. Gosset est encore bien incomplète ; on regrette de voir passer sous silence des détails qu'il serait utile de connaître, mais telle qu'elle est, elle a cependant son importance, et porte son enseignement.

Ici, le sulfate de quinine n'a pas été employé ; les émissions sanguines, locales et générales, ont fait la base du traitement.

Sans cause appréciable et quelques jours après son entrée à l'hôpital, le malade est pris d une méningite à laquelle il a rapidement succombé. On n'a pu avoir de détails sur ses antécédents. L'autopsie a été faite avec soin, et l'on a constaté de l'épaississement de l'arachnoïde dû à des dépôts plastiques gélatiniformes, mal organisés ; cette sereuse était le siége d'une injection hypérémique assez abondante. Il y avait aussi de la sérosité trouble dans la grande cavité arachnoïdienne ; ce fait est un exemple de rhumatisme cérébral et se rapproche de ceux d'ailleurs très-laconiques de Stoll et de Scudamore.

Stoll dit, en parlant de *l'apoplexie rhumatismale*, sur laquelle j'insisterai plus bas : « Un homme attaqué depuis quatorze jours d'une pareille fièvre (fièvre rhumatismale), délira tout à coup, et finit par mourir quelques jours après dans un sommeil apoplectique. On trouva beaucoup de sérosité entre les deux méninges, et de cette même sérosité imbibée de sang au-dessus de la tente du cervelet (1). » Stoll, sans doute exclusivement préoccupé des désordres cérébraux, n'a poussé ses investigations que du côté de cet organe, car il ne dit rien des autres.

Quant à Scudamore, il est encore moins explicite que le médecin de Vienne ; une phrase seulement de son livre indique qu'il a observé aussi les mêmes accidents : « Les membranes séreuses, dit-il, sont sujettes à une action troublée comme suite d'une inflammation rhumatismale affectant les tissus fibreux contigus. Comme, *chose rare*, la dure-mère paraît devenir le siége de l'inflammation dans le rhumatisme aigu, et sa membrane séreuse contiguë, l'arachnoïde, devient excitée à une augmentation d'action. Je me rappelle un exemple de ce genre dans lequel les symptômes furent ceux d'un épanchement, et l'événement fut promptement mortel ; ce fut dans la circonstance d'un transport prompt de l'inflammation des membranes des parties sur une autre (2). » Ici il n'est pas fait mention des recherches nécroscopiques, de sorte que, pour juger le cas de cette jeune fille rapidement enlevée, il faut nous en tenir à des signes purement fonctionnels : on sait à quelles erreurs ils entraînent souvent. Je ne pense donc pas que cette phrase de Scudamore permette de tirer une déduction bien sérieuse.

(1) Stoll, *Medecine pratique*. Trad. de A.-O. Mahon, 1809, tome III, page 81.
(2) Scudamore , *Traité de la goutte et du rhumatisme*. Trad. de J.-H. Deschamps, 1820, page 615.

A l'occasion du rapport de Valleix sur l'observation de
M. Gosset, M. Bourdon a lu une note dans laquelle il cite l'opinion de quelques auteurs qui ont observé des cas de méningites
rhumatismales ; malheureusement il ne rapporte pas les faits, et
cependant il serait utile de les bien connaître. M. Bourdon a
communiqué en quelques lignes l'observation d'un malade
traité dans le service de M. Fouquier, à l'époque où il était son
chef de clinique. Il s'agit d'un jeune homme fort et robuste qui,
soumis au traitement antiphlogistique pour un rhumatisme articulaire, avait encore le huitième jour de la fièvre, et plusieurs
articulations douloureuses et gonflées. On lui donne du sulfate
de quinine à la dose d'un gramme, et quelques heures après, il
est pris d'une agitation extrême, de délire, d'oppression, et il
meurt. A l'autopsie on a trouvé de l'injection de la pie-mère,
rien du côté des cavités du cœur.

Ici, nous sommes amené à nous poser la même question que
pour le malade de la deuxième observation de M. Hervez de
Chegoin, quelle part revient au sulfate de quinine? Est-il complétement étranger aux accidents qui ont si rapidement suivi
son administration? M. Bourdon sait bien qu'il est difficile de
ne pas être frappé de cette coïncidence, aussi cherche-t-il à prévenir les reproches que l'on pourrait adresser à ce médicament:
Un gramme, dit-il, est une dose trop minime pour produire de si
énormes désordres. J'avoue que cette raison n'est pas de nature
à satisfaire tout le monde ; comme elle a été mise en avant par
tous les partisans du sulfate de quinine, je la discuterai en son
temps.

Voyons maintenant le mémoire de M. Vigla, il renferme six
observations, divisées en deux catégories. La première comprend
les cas terminés par la mort ; ils sont au nombre de quatre ; dans
aucun l'autopsie n'a pu être faite, ici l'anatomie pathologique est
donc forcément passée sous silence. La seconde catégorie comprend deux cas, les malades ont guéri après avoir présenté des
accidents cérébraux assez graves.

La première observation est plutôt une note rédigée de mémoire, et d'un laconisme tel qu'il est bien difficile de tirer quelque
conclusion. Il s'agit d'un homme de quarante-neuf ans qui entre
à la Maison de santé le 17 septembre 1852, pour s'y faire traiter
d'un rhumatisme articulaire aigu ; le 18 on lui donne un gramme
de sulfate de quinine et, dans la nuit suivante, il est pris subitement d'une agitation extrême promptement suivie de mort. — Ici

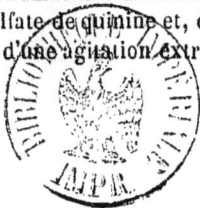

7

encore, un malade sur les antécédents duquel on n'a pas de renseignements ; il n'a pu être longtemps soumis à l'observation du médecin, puisqu'il entre le 17 septembre à l'hôpital et qu'il meurt dans la nuit du 18 au 19 ; mais toujours est-il, qu'il y a entre l'administration du sulfate de quinine et l'apparition des accidents cérébraux une fâcheuse coïncidence dont il est difficile de ne pas être frappé, surtout si l'on rapproche ce fait des précédents. D'ailleurs, M. Vigla n'a vu le malade qu'une seule fois, et l'autopsie ayant été refusée, il avoue que la cause de cette mort lui paraît tout à fait inexplicable.

C'est une femme de trente ans qui fait le sujet de la deuxième observation ; elle entre à la Maison municipale de santé le 14 octobre, étant déjà malade depuis le 6. Le sulfate de quinine est donné pendant le premier jour, à la dose d'un gramme, et les jours suivants à 15 décigrammes et deux grammes (on ne dit pas quel jour le médicament a été suspendu, cependant tout porte à croire que la malade ne le prenait plus le 22 lorsqu'on lui permit deux bouillons et deux potages). Le 23, à six heures du soir, l'interne trouve la malade sans fièvre, ayant la respiration libre, mais se plaignant d'une extrême faiblesse. A minuit elle est très-agitée, dans un état d'angoisse extrême, sans connaissance, les membres dans une résolution complète ; la respiration est haute, stertoreuse, la mort a lieu à une heure du matin. — Ici, il y a un certain temps écoulé entre l'administration du sulfate de quinine et le développement des accidents ; il y aurait peut-être injustice à lui reprocher ceux-ci, mais est-il bien démontré que ce soit un travail pathologique du côté de l'encéphale qui ait entraîné la mort ? C'est au moins douteux. Sans doute l'interne de garde dit bien que, le 23, à la visite du soir, la malade était sans fièvre, que la respiration était libre, et cependant, si l'on tient compte de la nature des accidents et de la rapidité de la mort, on sera disposé à soupçonner au moins quelque formation de caillots dans les cavités cardiaques. L'autopsie n'ayant pas été faite, on ne peut se prononcer, mais toujours est-il que rien ne démontre que le cerveau ait été directement cause de la mort.

Dans la troisième observation, il s'agit d'un homme de trente-deux ans qui entre à la Maison de santé le 11 décembre 1852, ayant reçu des soins en ville et pris du sulfate de quinine à une dose qui n'est pas indiquée. A son entrée, il est déjà *agité*, la fièvre est assez intense ; le sulfate de quinine est continué à la dose de 1 gr. en trois paquets. Dans la nuit du 11 au 12, l'agitation est plus grande, il y a du délire : même dose de sulfate de quinine. Du 13 au 16, même agitation et délire. Les troisième et quatrième jours de traitement on donne 1 gr. 50 c. de sulfate de quinine et 2 gr. le cinquième; l'agitation continue. Le 16, n'ayant pas obtenu d'amélioration sous l'influence de la médication quinique, on la remplace par 30 cent. de calomel. Le lendemain 17, il y a du mieux dans l'état du malade, cependant il meurt dans la nuit du 19 au 20 à deux heures du matin.

Est-il possible ici de ne pas encore trouver une fâcheuse coïncidence entre l'administration du sulfate de quinine et l'apparition de accidents cérébraux ? Lors de l'entrée du malade à l'hôpital, il y avait déjà de l'agitation, mais elle augmente à mesure que l'on élève la dose du médicament; elle diminue dès qu'on le remplace par le calomel. En présence de pareils faits, il est permis, sinon de trancher la question, au moins de conserver une légitime appréhension à l'endroit du [sulfate de quinine.

Chez le malade de la quatrième observation, ce sel n'a pas été employé. C'est un ouvrier atteint déjà antérieurement d'une attaque de rhumatisme ayant laissé une lésion organique du cœur. Dès l'invasion de la seconde attaque très-intense, il avait été en proie à une inquiétude extrême et à des pressentiments tristes. M. Vigla se détermina à traiter le malade par la formule des émissions sanguines répétées, et il ajoute : « Je n'eus qu'à me féliciter de l'adoption de ce traitement, par ce qui se passa du côté des articulations et même du cœur. » Tout en ayant obtenu la confiance du malade, il ne put conjurer ses inquiétudes qui ne tendaient qu'à se transformer en un véritable délire avec carphologie, soubresauts des tendons, mouvements désordonnés, agitation constante qui firent place ensuite à un abattement suivi de coma et de mort dans l'espace de quatre à cinq jours. — Que l'on rapproche avec soin cette observation des précédentes, et l'on verra que la marche et l'ordre de succession des symptômes n'ont rien de commun. Ici ce sont les signes caractéristiques d'une méningite avec des phénomènes d'excitation d'abord et de coma ensuite. Ils éclatent chez un homme dont les conditions morales sont telles que l'encéphale est pour ainsi dire préparé à ce genre d'affection. L'arthrite rhumatismale a déterminé les accidents cérébraux au même titre que l'aurait fait sans doute toute autre maladie aiguë, telle qu'une pneumonie, un érysipèle, etc.

Nous voici arrivé aux malades de la deuxième catégorie. Ils sont au nombre de deux, et ils ont guéri. Le premier est un homme âgé de vingt-cinq ans qui entre à la Maison de santé le 14 juillet 1852, douzième jour d'une arthrite rhumatismale avec coïncidence de pleurésie et de péricardite. Le premier jour on administre un gramme de sulfate de quinine ; le médicament fut porté, les jours suivants, à la dose de quinze décigrammes et de deux grammes ; le malade eut du délire dans la nuit. Le 20 juillet, le sulfate de quinine fut suspendu et remplacé par trente centigrammes de calomel sans interruption du délire. Le 23, on donna un julep avec cinq centigrammes d'extrait thébaïque. La nuit fut calme, le délire diminua et disparut ensuite. Le malade sortit guéri le 13 août.

Toujours le même rapprochement dont il est impossible de se défendre entre le moment où le sulfate de quinine est administré et celui où éclate le délire. Voici un jeune homme de vingt-cinq ans qui est malade pendant douze jours avant d'entrer à l'hôpital, et rien d'insolite pendant tout ce temps. On donne le sulfate de quinine à des doses progressives, un gramme, un gramme cinquante, puis deux grammes, et la nuit qui suit l'administration de cette dernière dose le délire éclate, et, chose remarquable, il diminue d'abord, pour disparaître ensuite, au moment où l'on fait prendre au malade un peu d'opium.

L'observation suivante a quelque ressemblance avec celle-ci. C'est un valet de chambre atteint d'un rhumatisme et qui entre à la Maison de santé le 4 décembre 1852. Le 4 et le 5, on donne un gramme de sulfate de quinine, un gramme cinquante du 6 au 12, le 13 on donne deux grammes, et le 14 éclate le délire. Le médicament est suspendu et l'agitation continue encore jusqu'au 16, époque à laquelle on donne cinq centigrammes d'extrait d'opium ; alors la nuit suivante est calme, le malade dort. Le 20, les douleurs qui avaient disparu reviennent et l'on donne de nouveau le sulfate de quinine sans que le délire reparaisse.

Les réflexions que j'ai faites pour l'observation précédente s'appliquent à celle-ci. Le malade supporte assez bien les premières doses de sulfate de quinine que l'on donne d'abord à un gramme et que l'on porte successivement à deux le 13 ; dans la nuit le délire apparaît, et le calme revient après une potion qui renferme de l'opium.

Maintenant passons aux observations rapportées par M. Legroux ayant pour titre : *Faits cliniques relatifs au rhuma-*

*tisme encéphalique, à l'érythème et l'urticaire, considérés
comme éruptions rhumatismales ;* elles sont au nombre de
deux, et elles ont été communiquées *à la Société médicale des
hôpitaux* dans la séance du 12 octobre 1859, et publiées ensuite
dans le numéro du 24 décembre de l'*Union médicale.* La
première de ces observations a soulevé à la Société une longue
discussion de la part de plusieurs membres, entre autres de
MM. Sée et Behier qui n'ont pas voulu voir là un exemple d'arthrite rhumatismale, mais bien d'érythème noueux accom-
pagné de douleurs articulaires. J'avoue qu'en relisant la relation
de ce fait avec soin, on est porté à penser comme ces médecins,
ou tout au moins à rester dans le doute, et alors il ne faut pas
que ce fait rentre dans la catégorie de ceux relatifs au rhumatisme cérébral. Quand on veut établir un point de physiologie pathologique qui n'est pas généralement accepté, quand
il s'agit de porter la conviction dans les esprits, il importe de
ne présenter à l'appui de la thèse que l'on soutient, que des faits
dégagés de toutes complications, et dont l'évidence soit telle
que personne ne puisse contester leur nature ; il faut enfin
n'opérer que sur des unités de même valeur. On a dit avec
raison que l'on ne pouvait appliquer le mot de rhumatisme à
toutes les douleurs articulaires, à celles de certaines femmes
en couches, à celles qui compliquent la scarlatine, l'érythème
noueux, etc. ; si les termes dont on se sert n'ont pas une détermination fixe et précise, tout est confusion. Lorsque le moment
sera venu, j'espère démontrer que l'arthrite rhumatismale est
une affection à caractères aussi définis, aussi tranchés que la
pneumonie, la pleurésie, l'érysipèle ; se développant sous l'influence des mêmes causes, obéissant à une médication de
même nature, et pour me servir d'une comparaison familière
à M. Trousseau, je dirai, que pneumonies, érysipèles, arthrites
rhumatismales, pleurésies, sont des graines de mêmes espèces,
semées, germées et poussées sur des terrains différents. C'est
la différence des éléments anatomiques qui constitue la spécialité de ces états organo-pathiques.

Hunter a longuement développé cette idée : que chaque tissu
doué de propriétés particulières dans l'état de santé, doit être
affecté d'une manière spéciale par les causes morbides, que les
mêmes modes de lésions doivent produire des effets semblables
sur tous les tissus analogues ; mais le corollaire de cette notion
d'anatomie et de physiologie pathologiques, c'est que les mêmes

causes morbides doivent, sur des tissus différents, produire des effets variables. En un mot, l'inflammation ne présentera pas la même marche, les mêmes résultats, qu'elle vienne à se développer sur une membrane séreuse, muqueuse, ou dans le sein du tissu cellulaire, etc. Ai-je besoin de rappeler que Hunter, dans son *Traité du sang et de l'inflammation,* après avoir consacré un chapitre à l'exposition des principes fondamentaux de l'inflammation, en fait d'autres dans lesquels il établit trois formes particulières : 1° inflammation adhésive, 2° inflammation suppurative, 3° inflammation ulcérative. Il est bien évident, d'ailleurs, qu'il faut tenir compte de la spécialité des causes, et que le froid, par exemple, n'agira pas de la même façon que le traumatisme, etc.

Le sujet de la deuxième observation de M. Legroux est un homme de trente-huit ans, d'une constitution détériorée, rachitique, maigre, et faisant souvent des *excès de boissons alcooliques.* Il entre le 20 septembre 1859 à l'Hôtel-Dieu pour y être traité d'un rhumatisme grave, il est soumis à l'usage de la poudre de Dower. Le 24 il y a du délire, de l'agitation, de la divagation pendant toute la nuit; cet état cesse le 27, et dans le courant du mois d'octobre le malade est guéri. — Dans ce cas, l'agitation, la divagation, l'incohérence dans les idées, étaient-elles des accidents inhérents à l'arthrite rhumatismale? ou bien celle-ci ne les a-t-elle fait éclater chez un individu prédisposé par des *excès alcooliques,* qu'au même titre qu'une pneumonie, une pleurésie, un érysipèle ? C'est une question difficile à décider et qui commande une grande réserve. Je ferai seulement remarquer que les accidents cérébraux sont très-fréquents chez les ivrognes pendant le cours des maladies aiguës.

Il serait facile de grossir encore la liste des faits dans lesquels du délire a été constaté pendant le cours d'un rhumatisme articulaire aigu; je vais en citer quelques-uns, et je chercherai ensuite à apprécier la part qui doit être faite, soit au traitement, soit à quelques complications.

Le malade de notre troisième observation est un homme dans la force de l'âge, qui entre le 18 mai 1851 à l'hôpital Saint-Antoine pour y être soigné d'un rhumatisme articulaire aigu. Sous l'influence d'un traitement antiphlogistique approprié, le 22 il était dans un état satisfaisant; les douleurs étaient presque nulles, le souffle qui existait au cœur avait complétement disparu. Pendant la nuit, s'étant découvert à plusieurs reprises, son corps étant couvert de sueur, les douleurs ont redoublé d'intensité, la fièvre a reparu. On donne un gramme de sulfate de quinine en quatre paquets, et le soir, agitation, délire, il faut mettre la camisole de force. Le 24, le malade est pris d'angoisses, de dyspnée, de soubresauts de tendons et il meurt avant qu'on ait pu lui porter secours. A l'autopsie on trouve les enveloppes de l'encéphale épaissies et résistantes, mais cette *lésion est ancienne;* quant au cerveau et à la moelle, ils ne présentent aucun changement, ni dans leur vascularité, ni leur coloration, ni leur consistance.

Ce fait est intéressant à plus d'un titre; il nous montre un malade atteint d'une arthrite rhumatismale grave, soumis à l'action des émissions sanguines, locales et générales formulées; sous leur influence, le troisième jour, la maladie a notablement diminué, quand à la suite d'un refroidissement arrive une rechute ; on donne le sulfate de quinine et, quelques heures après, le délire, l'agitation, éclatent. Ici, peut-on méconnaître l'influence de ce médicament? Les désordres trouvés du côté du cerveau sont anciens et nullement en rapport avec les signes observés pendant la vie. Je sais que l'on a dit encore à l'occasion de ce malade que la dose de un gramme était trop faible pour produire des phénomènes physiologiques marqués, mais tout en cherchant à exonérer le sulfate de quinine, on est obligé de convenir qu'entre l'apparition du délire et son administration il y a une triste coïncidence.

Nous avons vu que le malade était mort en quelques instants, *avant qu'on ait pu lui porter secours.* Dans les cavités droites et gauches du cœur, ainsi que dans les gros vaisseaux, *on a trouvé des caillots dont le plus considérable était du volume d'un gros œuf de pigeon; une de ses faces était décolorée, blanche, grisâtre, il avait une texture fibrineuse, il était élastique, résistant.* Pour le moment, je n'insiste pas sur le rapprochement qu'il y a entre la mort de ce malade et les altérations trouvées du côté du cœur; j'y reviendrai plus bas. Je ferai seulement remarquer ici que ce fait rentrerait dans la catégorie de ceux désignés par Stoll sous le nom d'*apoplexie rhumatismale,* qu'il se rapproche de ceux que M. Vigla place dans le troisième groupe des accidents cérébraux attribués au rhumatisme, et qu'il décrit ainsi : *état ataxique, brusque et imprévu, bientôt remplacé par un collapsus ou un coma mortel.*

Chez le malade qui fait l'objet de notre quatrième observation, il y a eu aussi du délire, mais voyons dans quelles conditions il a apparu. Il s'agit d'un enfant de douze ans qui entre à l'hôpital, atteint d'un rhumatisme articulaire d'une intensité extrême. Vingt-quatre heures après, les phénomènes locaux et généraux sont tels qu'ils inspirent les plus grandes inquiétudes ; le gonflement des articulations est considérable, la coloration rouge de la peau a pris une *teinte violacée très-prononcée*. La face est profondément altérée, les téguments sont d'un jaune terne, la langue est sèche, les gencives fuligineuses, il y a un peu d'agitation. Je ferai remarquer que le sulfate de quinine a été donné dans ces conditions à la dose de 1 gramme, et que la nuit qui a suivi son administration, l'agitation a augmenté, le délire a été très-violent et qu'il persistait encore le matin à l'heure de la visite.

Que le lecteur relise cette observation avec soin, et il verra qu'il est impossible de rattacher les accidents cérébraux à l'arthrite rhumatismale à titre de coïncidence, chez ce jeune enfant. La maladie, contre sa loi habituelle, marcha rapidement vers une terminaison fatale, et nous avons vu alors tous les signes *d'un état typhoïde* que produisent et accompagnent si souvent les suppurations ; le délire a été l'un de ces phénomènes et voilà tout. L'autopsie a été faite avec soin, et il est noté que les méninges étaient dans des conditions normales ; la substance cérébrale était ferme, piquetée sur ses coupes et sans aucune altération autre.

A ces faits, je pourrais encore en ajouter d'autres que j'ai recueillis moi-même, dans le but de rechercher quelle était l'influence des diverses médications sur les complications du rhumatisme articulaire aigu. J'extrais de l'observation que j'ai sous les yeux ce qui se rapporte à la question que j'examine dans ce moment.

Le nommé..... entre dans le courant de l'année 185... à la Charité, pour y être traité d'une arthrite rhumatismale ; il est couché au n° 3 de la salle Saint-Louis ; il est malade depuis trois ou quatre jours seulement. C'est un homme de trente-deux à trente-trois ans, d'un tempérament sanguin et taillé en athlète. Le lendemain de son entrée à l'hôpital, à la visite du matin, il accuse de violentes douleurs dans les deux coudes-pied et les articulations fémoro-tibiales ; la gauche est le siége d'un épanchement assez considérable. La peau est sèche, à 40 degrés centigrades ; le pouls large, développé, tendu, est à 112-116. Rien de bien notable du côté du cœur. Les autres organes ne présentent rien à noter. Le malade répond avec précision et netteté à toutes nos questions, il n'a pas de céphalalgie. — On donne le sulfate de quinine à la dose de 3 grammes; dans la soirée le malade se plaint de voir *sauter des marionnettes* devant lui, d'entendre le *bruit des cloches,* et d'avoir quelquefois un bourdonnement semblable à celui que l'on produit en appliquant une coquille contre l'oreille; pendant la nuit un peu d'agitation. Le lendemain la dose de sulfate de quinine est augmentée de 50 centigrammes. Pendant la nuit le malade est pris d'une agitation extrême, d'un délire violent : il faut lui mettre la camisole de force. Nous le trouvons dans le même état le lendemain matin, le pouls est plus petit, un peu moins fréquent, 96-100. Les deux articulations du pied sont moins gonflées, mais le malade ne répondant pas à nos questions, nous ne pouvons savoir s'il souffre ; les articulations fémoro-tibiales sont dans le même état que le jour de son entrée. Les yeux sont fixes, immobiles, largement ouverts, les pupilles contractées ; de temps en temps du trismus ; le malade fait quelques efforts pour se soulever et sortir de son lit. On continue le sulfate de quinine à la dose de 2 grammes, mais on a beaucoup de peine à faire boire le malade, et je doute que la potion ait été prise. Le délire, l'agitation, ont continué, et cinquante heures après, le malade a succombé pendant la nuit. — L'autopsie a été faite avec un soin extrême, et nous avons trouvé l'arachnoïde et la pie-mère dans les conditions normales; la substance cérébrale était ferme et ne présentait rien à noter. Il n'y avait pas de sérosité dans les ventricules. Je laisse de côté tout ce qui est étranger aux accidents cérébraux ; d'ailleurs dans le chapitre consacré à l'anatomie pathologique, j'ai déjà parlé des articulations.

Dans ce cas, voudra-t-on encore rattacher le délire à la diathèse rhumatismale? Est-il possible de ne pas trouver ici une relation de cause à effet entre l'administration du sulfate de quinine et l'apparition des accidents cérébraux? Les partisans les plus avoués de la médication quinique n'oseraient le soutenir. — Quelques mois plus tard, une femme couchée dans la salle Sainte-Marthe est morte à peu près dans les mêmes conditions ; mais j'ai égaré cette observation que j'avais recueillie aussi avec soin, et je ne veux pas consigner ici des détails pour l'exactitude desquels il faudrait m'en rapporter à mes souvenirs seulement.

Enfin, en 1855, à l'époque où j'étais chef de clinique à la Charité, il m'a été donné d'observer un malade dont l'histoire est, presqu'en tous points, semblable à celle que je viens de mettre sous les yeux du lecteur, et dont voici les traits principaux. Un homme de trente-neuf ans, marchand de vin, rue Saint-Dominique, n° 16, d'un tempérament sanguin, habituellement bien portant, est conduit à l'hôpital pendant la visite du soir, et couché au n° 22 de la salle Saint-Jean-de-Dieu. A peine est-il placé dans son lit, qu'il veut se lever ; il y a du délire depuis l'avant-veille. Cet homme était malade depuis neuf jours ; il avait vu un médecin depuis quatre. A sa seconde visite, ce médecin avait donné *une potion* suivie d'une seconde, après laquelle le délire avait éclaté. Je demandai à sa femme qui l'accompagnait de m'apporter les ordonnances, puis je me fis rendre un compte exact de tout ce qui s'était passé ; voici ce que j'appris :

Le nommé V...., à la suite d'un travail excessif, et ayant le corps couvert de sueur, descendit à sa cave, où il resta plusieurs heures à mettre du vin en bouteilles. Quelque temps après, il éprouva des frissons, un grand malaise, et se mit au lit ; pendant la nuit, il ressentit des douleurs dans les hanches, les poignets et les deux genoux, surtout dans le droit. Le lendemain matin il se leva avec peine, mais il fut obligé de se recoucher et pendant quatre à cinq jours il garda le lit, souffrant beaucoup de ses articulations, celle du genou droit étant très-gonflée.

C'est seulement au bout de ce temps qu'il vit un médecin, lequel ordonna une potion avec 2 grammes 50 centigrammes de sulfate de quinine, à prendre dans le courant de la journée et en trois fois. Pendant la nuit, le malade fut très-agité, complétement privé de sommeil et peu soulagé. Le lendemain on prescrivit la même potion, avec les mêmes doses de sulfate de quinine, et quelques heures après son administration, le malade fut pris d'une agitation extrême, d'un délire furieux ; pendant la nuit, on eut beaucoup de peine à le maintenir dans son lit. Cet état dura toute la journée, bien que l'on eût suspendu le sulfate de quinine. C'est dans ces conditions que le malade nous est amené à l'hôpital, vers cinq heures.

Voici ce que je constate, le jour de son entrée, à la visite du soir : le malade est dans un état d'agitation extrême, il a le regard fixe, la pupille contractée ; il ne répond à aucune des questions que sa femme et moi nous lui adressons ; il fait des efforts

continuels pour se lever, je suis obligé de lui faire mettre la camisole de force. J'examine avec soin les organes thoraciques, et
je ne trouve rien à noter du côté du poumon, sinon une respiration bruyante, qui rend l'exploration du cœur très-difficile ;
on entend cependant le double tic-tac sans bruits anormaux ;
la matité de la région précordiale a ses limites physiologiques.
Les articulations radio-carpiennes sont médiocrement gonflées,
mais celle du genou droit est volumineuse, il y a un épanchement considérable. La peau est un peu sèche ; sa température est
de 39,8 degrés centigrades. Le pouls donne 96—100, régulier,
d'une force moyenne ; il y a quelques soubresauts des tendons.

Pendant toute la nuit, le délire a continué, et le lendemain
matin, à la visite, nous avons trouvé le malade dans le même
état ; il est mort vers sept heures du soir, c'est-à-dire vingt-six
heures après son entrée à l'hôpital.

Malgré toutes les démarches que j'ai faites, aidé que j'étais par
le directeur de l'hôpital, je n'ai pu obtenir l'autopsie. L'examen
du cerveau et de ses membranes nous aurait-il expliqué les désordres constatés pendant sa vie? Je ne le pense pas. Cette observation ressemble si complétement à la précédente, sous tous les
rapports, que les résultats négatifs fournis par l'encéphale du
premier malade nous autorisent à penser qu'ils eussent été les
mêmes dans cette circonstance. — Ici peut-on encore rattacher le
délire à la diathèse rhumatismale? Il me semble que poser la
question, c'est la résoudre. Il s'agit d'un malade qui, pendant
cinq jours, est abandonné à lui-même, sa maladie suit son cours
ordinaire, et l'on n'observe aucun trouble du côté des centres
nerveux ; mais dès que le sulfate de quinine est administré, l'agitation, le délire, éclatent avec une grande violence, et continuent,
bien que le médicament ait été suspendu.

Nous venons de voir un certain nombre d'observations dans
lesquelles nous avons constaté des accidents cérébraux ; il reste
maintenant à les apprécier, à rechercher quelle est leur cause.
MM. Vigla et Bourdon ont fait suivre leurs mémoires de conclusions que nous allons reproduire et examiner ensuite.

M. Vigla cherche à apprécier les conditions étiologiques qui
ont pu, chez ses malades, déterminer des accidents cérébraux.
Il est disposé à considérer le froid comme une cause probable,
sinon bien démontrée, et il ajoute une certaine importance à
l'état moral des malades. « Nul doute, dit-il, que les inquiétudes, les pressentiments funestes de certains malades, ne doivent

faire redouter le développement d'accidents cérébraux, soit que
ces conditions morales suffisent pour les faire éclater, soit que
les malades en exprimant ces craintes ne fassent que traduire au
dehors le sentiment interne, mais réel, organique en quelque
sorte, qu'ils ont de leur état, etc. » — Plus bas, M. Vigla recom-
mande de noter avec soin l'état des articulations au moment de
l'invasion des accidents cérébraux. Il a remarqué que les douleurs en général diminuaient quand le délire apparaissait, et
qu'elles revenaient lorsqu'il cessait.

« Une dernière considération étiologique, dit-il, est relative à
l'influence du traitement suivi par nos malades ; tous les cinq
avaient pris du sulfate de quinine. On peut se demander si ce
médicament a pu être la cause directe des accidents cérébraux,
ou si, en faisant disparaître les douleurs articulaires, il n'a pu
opérer rapidement ou lentement un déplacement de la cause
morbifique, une métastase. » — M. Vigla ne veut pas insister
longuement sur la première partie de la question. « Les malades,
dit-il, n'avaient pas pris au delà de deux grammes de sulfate de
quinine en vingt-quatre heures après en avoir reçu un gramme
et un gramme et demi sans accidents les jours précédents, et
d'ailleurs aucun d'eux, ajoute-t-il, n'a présenté les symptômes
bien connus de l'intoxication quinique.

La seconde partie de la question n'est pas plus difficile à résoudre, pense-t-il, ce traitement n'est introduit que depuis quelque temps dans la pratique, et nous n'avons pas vu le rhumatisme
articulaire aigu devenu plus mortel ; du reste, la forme et la marche des accidents rappellent ce qui a été observé à une époque
où le sulfate de quinine n'était pas employé. M. Vigla conclut
donc en disant que ce médicament a été sans influence sur la
production des accidents cérébraux.

En résumé, dit-il, on pourrait grouper de la façon suivante les
divers accidents cérébraux dont il a été fait mention dans ce
travail :

1° Délire simple se développant dans le cours du rhumatisme
et rappelant assez bien le délire sympathique ou nerveux observé dans un grand nombre de maladies aiguës fébriles, de
cause interne ou traumatique, ou, en peu de mots, rhumatisme
compliqué de délire;

2° Délire et réunion de la plupart des symptômes, et probablement des lésions propres à la *méningite rhumatismale des
auteurs*.

3° État ataxique, brusque et imprévu, bientôt remplacé par un collapsus ou un coma mortels ; *apoplexie rhumatismale* de Stoll et de quelques auteurs. »

M. Bourdon, à l'occasion de l'observation rapportée par M. Gosset, a fait une communication intéressante dans laquelle il examine la part d'influence qui revient au sulfate de quinine dans la production des accidents cérébraux ; cette communication est insérée dans le deuxième fascicule des actes de la Société des hôpitaux de Paris. Mais c'est à la Société médicale, dans les séances des 28 janvier et 11 février 1857, au sujet d'un rapport de M. Sée, que M. Bourdon a le plus largement développé ses idées, et voici les trois propositions qu'il établit :

« 1° Si, comme cela paraît ressortir d'un grand nombre de faits, tout ce qui affaiblit outre mesure le rhumatisant, ou trouble un peu violemment son système nerveux, prédispose aux accidents cérébraux, ne doit-on pas redouter, dans le traitement du rhumatisme, les *émissions sanguines considérables et répétées* et les effets déprimants de certains médicaments, comme la *vératrine* ou le *sulfate de quinine à doses un peu élevées ?*

« 2° Ces derniers moyens, en faisant cesser trop subitement la douleur et la fluxion des articulations, n'agissent-ils pas à la façon du froid et des applications locales, des repercussifs ou du chloroforme, et ne facilitent-ils pas l'envahissement des organes intérieurs ?

« 3° Sans oser accuser le sulfate de quinine administré à dose non toxique d'avoir produit directement les accidents dont il est question, ce qui serait assez difficile à croire, puisque les malades qui les ont éprouvés n'ont pas présenté les phénomènes particuliers de l'intoxication quinique, ne peut-on pas se demander s'il n'y a pas prédisposé en agissant comme nous venons de le dire, et peut-être en congestionnant plus ou moins le cerveau ?

«Quoi qu'il en soit, on comprendra, ajoute M. Bourdon, qu'avec ces idées nous soyons très-partisan des *médications douces, non perturbatrices*, dans le rhumatisme articulaire aigu. »

Nous avons tenu à rapprocher les conclusions de MM. Vigla et Bourdon, parce que, si elles se ressemblent sous certains rapports, elles diffèrent sur quelques points, et notamment quand il s'agit d'apprécier la part d'influence qui revient au sulfate de quinine. M. Vigla veut qu'elle soit nulle à la dose de deux grammes ou d'un gramme et demi ; M. Bourdon pense que ce médicament ne peut être complétement exonéré de tout reproche.

Toutes ces questions ont une importance extrême, puisqu'il s'agit, en dernière analyse, d'accidents formidables, qui entraînent la mort dans l'immense majorité des cas ; aussi je demande au lecteur d'entrer dans tous les détails nécessaires à la solution de ce grave problème, bien décidé, d'ailleurs, à ne reculer devant aucune des objections qui se présenteront, et à prendre, comme on dit, le *taureau par les cornes*.

Commençons d'abord par examiner les conclusions de M. Vigla.

Quand on soutient que *le froid peut être une cause occasionnelle du rhumatisme cérébral*, que faut-il entendre par ces mots ? Veut-on dire que le froid, en produisant l'arthrite rhumatismale, engendre le rhumatisme cérébral au même titre que la péricardite, l'endocardite, la pleurésie ? Ou bien, considère-t-on le froid comme une cause autre que celle qui fait naître le rhumatisme, et qui, alors, développe les accidents cérébraux, lesquels, dans ce cas, ne seraient plus une *coïncidence* de la maladie, mais bien une *complication* ? S'il en était ainsi, il ne faudrait plus rattacher les accidents cérébraux à la diathèse rhumatismale, pas plus que, dans le cours d'une rougeole ou d'une scarlatine, il ne faudrait rattacher une pneumonie, une pleurésie, une arthrite rhumatismale, à la cause qui a produit l'affection exanthémateuse. Plus haut, j'ai assez longuement insisté sur la différence qui existe entre une *coïncidence* et une *complication*, pour n'avoir pas besoin d'y revenir ici ; non, ces deux expressions ne sont pas synonymes, elles représentent des idées toutes différentes. — Si le froid est cause occasionnelle des accidents cérébraux, en dehors du rhumatisme, quelle est celle que l'on assigne à cette maladie ? L'auteur garde sur ce point le plus profond silence.

L'état du moral des malades est une considération d'une grande importance dans le cours d'une maladie aiguë, je pense qu'il doit être de la part du médecin l'objet d'une constante sollicitude, et qu'il ne saurait trop s'en préoccuper, mais je ne vois pas comment il se rattache plus spécialement au rhumatisme qu'à la pneumonie, à l'érysipèle, etc., et dès lors, pourquoi donner le nom de *rhumatisme cérébral* à des accidents qui ne sont pas essentiellement liés à la *diathèse rhumatismale* ? Or, rien dans la pensée de MM. Vigla et Bourdon ne laisse supposer que le rhumatisme prédispose aux accidents cérébraux plus que toute autre maladie aiguë. Je sais que quelques médecins ont soutenu cette idée, mais ils n'ont apporté aucune preuve à l'appui de leurs allégations ; c'est donc une hypothèse, une simple vue de l'esprit, et rien de plus.

Quant à l'état des articulations, au moment de l'invasion du délire, il a été apprécié par les auteurs de différentes manières. M. Vigla avoue que, dans *un cas seulement*, il lui a été possible d'attribuer les accidents à une métastase. Devant revenir plus bas, et avec tout le développement que comporte le sujet, sur la question tant débattue *des métastases*, et afin d'éviter les répétitions, je n'en parlerai pas ici.

Arrivons maintenant aux considérations relatives à l'influence du traitement, c'est-à-dire au point de la question où MM. Vigla et Bourdon se séparent.

M. Vigla pense qu'il a complétement exonéré le sulfate de quinine de tout reproche, en disant que ses malades n'ont jamais dépassé la dose de deux grammes, et que, d'ailleurs, aucun n'a présenté les symptômes de l'intoxication quinique.

Non, parce que, à un certain nombre de malades, vous donnez un médicament à une dose déterminée, sans qu'il produise des accidents toxiques, vous n'êtes pas en droit de conclure que, dans telles ou telles autres conditions morbides, le même médicament, à une dose inférieure, ne pourra pas produire des phénomènes d'intoxication. Pour rester, autant que possible, dans le cercle de notre sujet, et afin de bien préciser la question, je la placerai sur le terrain suivant : A un certain nombre de rhumatisants, vous pouvez donner du sulfate de quinine à la dose de trois et même quatre grammes, sans qu'il détermine toujours des accidents mortels; mais serez-vous forcément amené à conclure que le même médicament donné à d'autres rhumatisants, à une dose inférieure, est incapable de déterminer des désordres cérébraux et la mort? En un mot, lorsque chez ces derniers, vous verrez le délire éclater quelques heures après que vous aurez donné du sulfate de quinine, alors que rien ne pouvait le faire prévoir avant son administration, vous refuserez-vous à voir là une relation de cause à effet? Les partisans les plus avoués de la médication quinique n'oseraient accepter une conclusion dans ces termes; aussi ils l'abandonnent aux chances des causes *indirectes, adjuvantes.*

Nous voyons des malades supporter des doses assez fortes de morphine, de strychnine, de belladone, de digitale, etc., etc., et d'autres chez lesquels quelques centigrammes de ces médica-

ments produisent des effets toxiques, quelquefois mortels, qu'il
est impossible de nier. M. Delasiauve communiquait à ses collègues des hôpitaux, dans la séance de la Société médicale du
28 janvier 1857, l'histoire d'une phthisique à laquelle on mit des
vésicatoires que l'on pansa avec *un, deux, trois*, et jusqu'à *huit
centigrammes* d'acétate de morphine. M. Delasiauve fut appelé
et constata *tous les signes de narcotisme qui furent suivis
de mort*. A côté de ce fait, M. Trousseau vous en citera quelques autres dans lesquels les malades ont supporté des doses
énormes de ce médicament, sans éprouver des signes de narcotisme ; mais cela vous empêchera-t-il de voir pour cette phthisique une relation de cause à effet entre l'administration de la
morphine et les phénomènes qui ont entraîné la mort ?

Les accidents mortels produits par la belladone à des doses
bien supportées par quelques malades ne sont pas rares. Enfin,
vous voyez des sujets complétement réfractaires à l'action anes-
thésique du chloroforme et d'autres qui sont mortellement frappés après quelques inspirations. Il me serait facile de multiplier
ces exemples, mais il sont dans l'esprit de tous les médecins.

Chez les malades de M. Hervez de Chégoin, de M. Bourdon,
de M. Vigla, chez celui qui fait le sujet de notre troisième observation, chez les deux dont j'ai raconté brièvement l'histoire, il
existe, entre l'administration du sulfate de quinine et l'apparition du délire, la même relation de cause à effet que celle que
M. Delasiauve a constatée chez sa phthisique, entre la morphine
et les accidents de narcotisme, etc. Rappelons en quelques mots
quel ordre de succession ont suivi les phénomènes chez tous ces
malades, et au milieu de quelles circonstances ils ont apparu.
— Plusieurs d'entre eux étaient restés pendant huit, dix, quinze,
vingt jours, et plus encore, sans être soumis à aucun traitement ;
pendant tout ce temps, le rhumatisme avait suivi son cours ordinaire, mais sans aucune *manifestation du côté des centres
nerveux*. Le sulfate de quinine est administré, et, dans la plupart des cas, le délire éclate quelques heures après ; chez d'autres malades, il se montre seulement après la seconde ou la troisième dose, ayant été précédé d'agitation. Si l'ordre de succession
des phénomènes que je viens d'indiquer était un fait isolé, sans
doute il faudrait se garder de conclure à une relation de cause
à effet ; mais lorsqu'on voit, dans un nombre de cas assez considérable, les accidents éclater au milieu des conditions que je
viens de rappeler, je dis qu'il est impossible de ne pas trouver un

rapport *direct* ou *indirect* entre le médicament et les accidents.

A côté des partisans *quand même* du sulfate de quinine, ne voulant pas lui accorder la plus petite influence sur le développement des accidents cérébraux, nous voyons d'autres médecins dont la confiance est moins absolue, et bien que cherchant encore à l'exonérer de *tout le mal*, ils ne peuvent se défendre de certaines craintes à son endroit. — L'un d'eux a publié dans les *Archives générales de médecine*, numéro de mars 1857, un mémoire sur le *rhumatisme cérébral*, et, à l'occasion du malade qui fait le sujet de notre troisième observation, il se demande : « A quoi devons-nous attribuer la complication cérébrale dans ce cas? Sans doute au refroidissement qui a ramené une recrudescence du rhumatisme articulaire. Néanmoins, il faut convenir qu'il a existé, entre l'apparition du délire et l'administration du sulfate de quinine, une malheureuse coïncidence, dont les adversaires de ce médicament pourront tirer un excellent parti. Je crois qu'ils ne seraient pas dans la vérité en l'accusant de *tout le mal*, la dose d'un gramme étant trop faible pour produire des effets physiologiques bien marqués; tout au plus auraient-ils le droit de considérer le sulfate de quinine *comme une cause adjuvante.* »

Et le même auteur, tout en cherchant à absoudre ce médicament de *tout le mal*, ne peut s'empêcher de lui reprocher quelques peccadilles, elles lui pèsent sur la conscience; un peu plus loin il ajoute encore : « En attendant, je suis enclin à attacher quelque valeur à l'intervention du sulfate de quinine, employé à haute dose, non pas assurément comme cause *efficiente unique* des accidents cérébraux, mais comme cause adjuvante du rhumatisme. Il est, en effet, rationnel d'admettre qu'un médicament capable de produire de la céphalalgie, des troubles de la vision, des bourdonnements d'oreilles et même de la surdité, puisse favoriser le développement des déterminations morbides, que la diathèse rhumatismale rend d'ailleurs imminente du côté de l'encéphale. . . . .

« En définitive, le sulfate de quinine me paraît trop violemment attaqué par quelques personnes; mais ce serait à tort, selon moi, qu'on voudrait l'exonérer d'avance de toute participation possible au développement des accidents cérébraux du rhumatisme. Dans deux faits que je rapporte, il peut être accusé; *moi-même je n'oserais l'absoudre entièrement......* »

Tout cela est-il bien sérieux même dans l'esprit de l'auteur? J'en doute. Si c'est un moyen terme pour concilier tous les intérêts, je ne sais si les partisans absolus du sulfate de quinine seront satisfaits, et je crains, en effet, que ses adversaires puissent tirer de cette concession *un excellent parti.*—Vous dites, la complication cérébrale est due au refroidissement qui a ramené une recrudescence du rhumatisme. Mais, de votre aveu, c'est bien la même cause, un refroidissement, qui a engendré la première maladie, et, traitée par la formule des émissions sanguines locales et générales, la convalescence ne s'est pas fait longtemps attendre ; il n'y a pas eu le moindre désordre du côté des centres nerveux. Pourquoi donc, la cause de la première maladie et de la seconde étant la même, des effets si différents ont-ils été observés ? Sans doute, une rechute est toujours, toute chose égale, plus grave, les forces du malade sont déjà épuisées, il est souvent difficile d'employer dans la même mesure les moyens qui avaient réussi une première fois ; il faut bien tenir compte de ces conditions. Mais, lors de cette rechute, vous observez non-seulement le même état général et local du côté des articulations et du cœur, vous constatez de plus un accident qui avait manqué la première fois, et qui apparaît en même temps que vous soumettez votre malade à une médication d'une nature toute différente. Cette considération-là, pouvez-vous la négliger ? En rapprochant ce fait d'autres faits analogues, n'aura-t-il pas un poids énorme ? Ainsi donc, une première fois, chez ce malade, sous l'influence d'une médication active, l'état général s'améliore rapidement en même temps que l'état local des jointures et du cœur ; une rechute arrive, vous donnez le sulfate de quinine, et quelques heures après son administration le délire éclate.

Il ne faut pas, pensez-vous, l'accuser de *tout le mal;* il n'est pas ici *cause directe,* mais seulement *cause adjuvante.* — Nous n'avons, dans cette circonstance, à étudier et à juger le sulfate de quinine qu'au point de vue de ses résultats, et alors il importe peu qu'il soit seulement *cause adjuvante* d'accidents graves et souvent mortels. Ici, j'ai de bonnes raisons de penser que, sans cette *cause adjuvante,* on ne les aurait pas vus apparaître, et je suis bien en droit de le penser, en tenant compte des antécédents du malade, c'est-à-dire de sa première attaque.

Vous soutenez que la diathèse rhumatismale rend imminentes les déterminations morbides du côté de l'encéphale. — Mais c'est justement ce qui est à démontrer, *adhuc sub judice lis est.* Votre affirmation ne peut tenir lieu d'une démonstration. Je cher-

che, et je ne trouve aucune preuve à l'appui de cette proposition.
Je vois, au contraire, un nombre considérable de cas graves dans
lesquels une médication antiphlogistique très-active a été employée sans qu'il ait été donné de constater *une seule fois* des
désordres du côté de l'encéphale, et lorsque ceux-ci éclatent, je
trouve *non pas toujours*, mais *le plus souvent*, leur cause dans
des circonstances étrangères à la maladie elle-même. Cependant,
si vous voulez, supposons démontrée cette détermination morbide
engendrée par la diathèse rhumatismale ; alors pourquoi tant s'é-
tonner de voir le sulfate de quinine produire de si grands désordres à la dose de deux grammes et même d'un gramme? C'est
une raison de plus pour proscrire l'emploi d'un médicament
éminemment *céphalique* qui, de votre aveu, produit de la céphalalgie, des troubles de la vision, des bourdonnements d'o-
reilles et de la surdité.

Vous déclarez que la nature inflammatoire du rhumatisme,
qui est mise en doute par quelques médecins, est, pour vous,
incontestable, et que l'opinion de MM. Andral et Bouillaud,
soutenue à ce sujet, en 1850, devant l'Académie de médecine,
est sortie victorieuse. — La conclusion que le lecteur tire de cette
profession de foi médicale est la suivante : Puisque l'arthrite
rhumatismale est une affection franchement inflammatoire, il faut
instituer une médication en rapport avec sa nature, c'est-à-dire
soumettre les malades à un traitement antiphlogistique. Or, vous
donnez à vos rhumatisants le sulfate de quinine, est-ce pour
satisfaire à cette indication ? Si non, quelle est celle que vous
vous proposez de remplir? Voilà ce que le lecteur cherche dans
votre mémoire ; mais vous conservez le silence le plus absolu.
Étant connue la nature de la maladie que nous étudions, votre
thérapeutique ne repose pas sur une base rationnelle, elle est
empirique. Les médecins qui soutiennent la doctrine de *la spécificité* du rhumatisme, donnent, les uns le sulfate de quinine,
les autres la vératrine; tels cherchent des *antirhumatiques*.
Ils sont conséquents avec eux-mêmes : ignorant la nature d'une
maladie, ils font de l'empirisme, en donnant un médicament
dont ils ignorent le mode d'action. Certes, parce qu'une méthode thérapeutique ne repose pas sur une base rationnelle,
on n'est pas autorisé à conclure *à priori* qu'elle est mauvaise ;
reste à savoir seulement *si elle guérit.* Mais pour vous, qui
avouez que la nature inflammatoire du rhumatisme est *incontestable,* vous êtes peu rationnel, en soumettant vos malades à

l'usage d'un médicament dont vous ignorez le mode d'action.

Vous dites encore : La dose d'un gramme de sulfate de quinine était trop faible pour produire des phénomènes physiologiques bien marqués.— Il est possible que chez d'autres malades la même dose n'ait pas produit les mêmes effets ; mais ici, il est impossible de ne pas trouver entre l'administration du sulfate de quinine et l'apparition du délire une étroite relation.

Je ne suis pas le seul, d'ailleurs, à redouter l'emploi du sulfate de quinine en pareil cas. A l'occasion de la discussion qu'a soulevée le rapport de M. Sée, M. Delasiauve disait : « Je crois que dans la pratique on pousse trop loin les doses de sulfate de quinine, spécialement dans le rhumatisme. Ce médicament, en effet, a une action sur le cerveau et peut déterminer des accidents du côté du système nerveux. » — De ces accidents légers, passagers quelquefois, au délire, il n'y a pas loin ; c'est une question d'organisation, de susceptibilité, de prédisposition. M. Delasiauve parle bien de *doses trop élevées*, mais il ne cite pas de chiffre ; et les partisans du sulfate de quinine peuvent dire, les uns, comme M. Vigla, deux grammes sont une dose qui ne peut produire d'accidents ; d'autres, trois grammes et même quatre. Je puis affirmer que j'ai vu plusieurs fois un gramme de ce sel produire des accidents d'une gravité extrême dans le rhumatisme articulaire aigu ; mais voici M. Bourdon qui apporte lui-même des pièces à l'appui de cette proposition.

Dans la séance de la Société médicale des hôpitaux, du 11 février 1857, M. Bourdon faisait connaître à ses collègues le fait suivant : « J'ai dans mon service, dit-il, un malade affecté de rhumatisme articulaire aigu, et que je traite par le sulfate de quinine. D'après les idées que j'ai exprimées, j'ai cru devoir commencer par administrer seulement soixante centigrammes de sel de quinine. Eh bien, quoique cette dose fût bien faible, le malade a éprouvé dès le premier jour *une légère surdité, des bourdonnements d'oreilles et un commencement d'ivresse quinique*. Le lendemain, à peine cinquante centigrammes du médicament avaient-ils été pris, que les mêmes phénomènes se montraient, et cela avec *plus d'intensité que la veille*. En voyant une pareille susceptibilité, on peut se demander ce qui serait advenu, si, au lieu de commencer par soixante centigrammes, on avait débuté par deux grammes, c'est-à-dire par une dose trois fois plus forte?» — Certes, il est bien permis de penser que deux grammes, et même une dose moins forte, auraient probablement amené du délire, et peut-être la mort, comme chez plusieurs autres malades. Quand on voit cinquante centigrammes de sulfate de quinine déterminer les accidents que M. Bourdon vient de mentionner, je dis que ni M. Vigla ni les autres médecins ne sont autorisés à soutenir que deux grammes, voire même un gramme, sont des doses incapables de produire des accidents cérébraux.

Je sais combien, en matière d'observation clinique, et surtout lorsqu'il s'agit d'apprécier les effets d'un médicament dans certaines conditions déterminées, je sais, dis-je, avec quelle réserve il faut user du *post hoc, ergo propter hoc;* mais il faut éviter de tomber dans un excès contraire, et par cela même que tout ce qui arrive n'est pas forcément engendré par ce qui précède, refuser de rattacher certains effets à certaines causes.

Je sens que l'on peut faire bien des objections à ce que je viens de dire, et, entre autres, celle-ci : parce que, dans des circonstances exceptionnelles, vous avez vu la morphine produire à une dose le plus souvent bien supportée par les malades des accidents mortels, refuserez-vous donc d'en faire usage? Vous priverez-vous des services qu'elle rend chaque jour? Le même raisonnement pourra être fait à l'occasion de la belladone, de la strychnine, des préparations de digitale, du chloroforme, etc., et appliqué au sulfate de quinine. Dieu me garde de tomber dans une semblable exagération. Non, sans doute, il ne faudra pas se priver des bienfaits de tous ces médicaments; il faudra préciser seulement leur indication. Or, je sortirais des limites de mon sujet en faisant cette étude pour la morphine, la belladone, etc. ; mais je dirai dans ce cas que le sulfate de quinine étant un médicament essentiellement *céphalique,* capable de produire, comme nous l'avons vu plus haut, des vertiges, des tintements d'oreilles, du subdélirium, est bien capable de déterminer des complications cérébrales dans le cours du rhumatisme, qu'il en produit en effet, et qu'il importe de distinguer celles-ci du *rhumatisme cérébral,* avec lequel on tend à les confondre.

Mais, pensera-t-on, le sulfate de quinine dans le cas où il ne fait pas éclater ces manifestations cérébrales, peut-il être employé avec succès dans le traitement de l'arthrite rhumatismale aiguë, en un mot, faut-il chercher à préciser son indication dans cette maladie, ou bien faut-il le proscrire? Grave question à laquelle nous devrons cependant répondre ; mais le lecteur comprend que nous ne sommes pas encore arrivés au moment où nous pourrons, en toute connaissance de cause, aborder la solution de ce problème.

Les partisans de ce médicament disent : « Les symptômes cérébraux ne peuvent être attribués au sulfate de quinine, puisque chez aucun de nos malades on n'a constaté les symptômes bien connus de l'ivresse quinique. »

Ouvrez un ouvrage de thérapeutique et un ouvrage de toxicologie ; étudiez les effets du même médicament donné à une dose médicamenteuse ou toxique, vous verrez que, dans le second cas, vous n'observerez pas les phénomènes *physiologiques* ordinaires. L'organisation, pour ainsi dire, saisie à l'improviste, n'est plus impressionnée de la même façon. Ce qui est vrai pour l'opium, la noix vomique, la belladone, la vératrine, l'est aussi pour le sulfate de quinine.

Il y a quelques jours, M. Bouchardat rendait compte à l'Académie de médecine d'un excellent travail de M. Moutard-Martin sur la valeur du sulfate de cinchonine dans le traitement des fièvres intermittentes. L'auteur, après avoir étudié avec soin les effets physiologiques et thérapeutiques de ce sel, a constaté les mêmes résultats que ceux que nous venons de mentionner : « L'action thérapeutique du sulfate de cinchonine, dit-il, n'est pas en proportion de son action physiologique, car il guérit quelquefois sans que les malades aient senti son action. Dans d'autres cas où l'action physiologique est énergique, l'action thérapeutique manque. »

Le calorique et le froid agissent dans le même sens ; qu'ils soient portés à des degrés extrêmes capables de produire une brûlure profonde, ou une congélation des parties, vous ne constaterez pas les effets physiologiques de ces deux agents, lorsqu'ils sont employés à des degrés moyens, et cependant refuserez-vous de les rendre responsables des résultats produits ?

Enfin, comme dernier argument présenté en faveur de la défense du sulfate de quinine, M. Vigla dit que le traitement par ce médicament n'étant introduit dans la pratique médicale que depuis quelques années, le chiffre de la mortalité pour les cas de rhumatisme n'avait pas augmenté ; que, de plus, la forme et la marche des accidents rappellent ce qui a été observé par les auteurs anciens à l'époque où ce médicament n'était pas employé.

— M. Vigla réfute lui-même la première partie de cette proposition, puisqu'il résulte de ses chiffres « que les complications cérébrales ont été observées dans cette maladie *une fois sur treize*, et la terminaison par la mort *une fois sur vingt-deux*. Mais, dit-il, si au lieu d'étudier la mortalité dans le rhumatisme en général, on ne la considère que dans les cas où il y a eu complication de symptômes cérébraux, la fréquence augmente beaucoup. Nous voyons dans les cinq faits de l'année 1852 la mort survenir trois fois. Dans le mémoire inédit de M. Bourdon, sur trente-neuf malades dont il est question, trente sont morts. Les accidents cérébraux peuvent donc être regardés comme les plus graves qui puissent se manifester dans le cours du rhumatisme articulaire aigu. » — De sorte que, pour établir la proportion de la mortalité, il faut en quelque sorte rechercher le degré de fréquence des manifestations cérébrales.

Les auteurs anciens, même ceux qui ont signalé l'existence des désordres cérébraux, ont-ils établi une fréquence aussi grande? Sydenham, dans le chapitre d'ailleurs très-court qu'il consacre à l'histoire du rhumatisme, dit « que la douleur occupe les parties externes, et que d'autres fois elle se jette sur les parties internes. » On a conclu qu'il voulait faire allusion à des manifestations cérébrales; j'avoue qu'il faut un peu torturer le texte pour arriver à cette interprétation. Mais puisqu'il s'agit en ce moment de la fréquence des cas terminés par la mort, il est bon de citer encore les propres paroles de Sydenham, les voici : « Quoi qu'il en soit, cette maladie n'est que trop commune présentement ; et *quoiqu'elle soit très-rarement mortelle*, quand il n'y a plus de fièvre, cependant la violence et la longue durée des douleurs qu'elle fait sentir ne permettent pas de la négliger (1). » Stoll, après avoir rappelé l'histoire de cet homme qui mourut dans un *sommeil apoplectique*, ajoute : « Mais les fluxions de ce genre sur les organes essentiels *furent rares* (2). » Enfin, Scudamore a soin, en parlant de l'inflammation de l'arachnoïde dans le cours du rhumatisme, de dire « que *c'est une chose rare*. » Je pourrais citer l'opinion d'autres médecins, celles de Stoerk, de Boerhaave, de Van-Swieten ; mais plus haut j'ai déjà fait remarquer que les points signalés par ces auteurs étaient plutôt des jalons que des ma-

(1) Sydenham, *OEuvres de médecine pratique*, traduction de J.-B. Th. Baumes, 1816, tome I, pages 422 et 429.

(2) Stoll, ouvr. cité, tome III, page 81.

tériaux capables de nous éclairer. Aujourd'hui, les observations que nous possédons, bien plus détaillées que celles des anciens, ne peuvent lever tous les doutes et dissiper toutes les hésitations. Que pouvons-nous retirer de quelques mots perdus au milieu d'un texte souvent bien décousu, comme l'est, par exemple, celui de Stoll! Les faits cités par tous ces auteurs ne peuvent être acceptés d'ailleurs qu'avec une très-grande réserve. Ne sait-on pas qu'ils donnaient le nom de *rhumatisme* à presque toutes les maladies dont la marche était brusque, irrégulière, et qui s'accompagnaient de catarrhe des membranes muqueuses ? Or, le champ est largement ouvert à toutes les suppositions, et quelles conclusions rigoureuses peut-on tirer de semblables notions ?

Parmi les médecins de notre époque qui se sont occupés de questions relatives au rhumatisme articulaire aigu, en trouvons-nous qui aient noté cette grande fréquence des accidents cérébraux, et par contre une augmentation du chiffre de la mortalité signalée par MM. Vigla et Bourdon ?

Dance, dans son mémoire inséré dans les *Archives* (1829), pour rechercher l'influence du tartre stibié dans le rhumatisme articulaire aigu, a opéré sur un nombre de cas assez considérable ; il n'est pas question d'accidents cérébraux, et il ne cite pas un seul cas de mort.

Chomel, dans le deuxième volume de ses *Leçons cliniques*, commente les opinions de quelques auteurs anciens, mais il ne rapporte aucun fait qui lui soit propre. En parlant des coïncidences des phlegmasies séreuses avec le rhumatisme articulaire aigu, et après avoir dit qu'il survient quelquefois des épanchements à l'intérieur des plèvres et du péricarde, il ajoute : « Cela n'arrive *que rarement* dans le péritoine et dans l'arachnoïde. » Quelques lignes plus bas il dit : « Enfin, la péritonite, la méningite, *peuvent aussi*, quoique *plus rarement encore à ce qu'il paraît*, se déclarer dans le cours du rhumatisme articulaire aigu. » Et plus loin, nous trouvons ceci : « *Peut-être* la dure-mère, en tant qu'organe fibreux, est susceptible de douleurs rhumatismales. » — Ainsi donc, Chomel, après avoir été pendant plus de trente ans à la tête d'un grand enseignement, c'est-à-dire examinant chaque jour un nombre considérable de malades, ne cite pas un seul cas d'accidents cérébraux bien authentique et observé par lui dans le cours du rhumatisme articulaire aigu ; il s'en tient à des suppositions, à des expressions vagues : la méningite *peut, à ce qu'il paraît..... peut-être* la dure-mère est susceptible..... Quelle conclusion tirer de là ? C'est que ces accidents, loin d'avoir la fréquence que leur assignent quelques médecins, sont des *exceptions*, et que, dans la grande majorité des cas, ils sont provoqués par des causes étrangères à la maladie elle-même.

On a dit que M. Bouillaud, en démontrant le rhumatisme du cœur, préparait l'avénement du rhumatisme cérébral ; voyons donc s'il va nous fournir quelques matériaux propres à lever nos doutes en ce qui concerne le rhumatisme cérébral.

« Les fonctions des centres nerveux, dit cet auteur, ne sont pas ordinairement profondément affectées. Les douleurs articulaires et le malaise général qui se rattache à l'état fébrile, causent seulement une insomnie plus ou moins fatigante et plus ou moins opiniâtre.

« La coïncidence d'une phlegmasie rhumatismale des méninges soit cérébrales, soit rachidiennes, avec un rhumatisme articulaire aigu, donnerait naissance à des symptômes *idiopathiques* ou directs, qu'il n'est pas lieu de décrire ici.

« *Je crois* que la première espèce de coïncidence (celle de méningites cérébrales) n'est pas commune. Storck, Stoll et Scudamore en fournissent quelques exemples. M. Marjolin m'en a cité un cas qu'il a observé chez un libraire de Paris. M. Coqueret m'en a cité un autre. Je lis dans *les Leçons* de M. Chomel que le docteur Leloutre, mort à la fleur de son âge, il y a quelques années, *tomba peu de jours après l'invasion d'un rhumatisme articulaire aigu dans un état comateux et apoplectiforme qui l'emporta rapidement.*

« *Pour moi, depuis sept à huit ans, je n'ai rencontré ni à l'hôpital ni en ville aucun cas de cette redoutable coïncidence de méningite cérébrale avec un rhumatisme articulaire aigu.* J'ai vu quelques cas de graves affections des membranes de la moelle épinière, et, par suite, cette dernière elle-même, dont les premiers symptômes avaient co-existé avec un rhumatisme articulaire. On sait, au reste, que le tétanos, cette affection si formidable, se développe souvent sous l'influence des mêmes causes que le rhumatisme articulaire aigu lui-même. J'ai rapporté, dans *le Traité clinique des maladies du cœur*, un exemple de cette espèce de tétanos, et, chose bien digne de remarque, c'est que, dans ce cas de *rhumatisme* de la moelle on du moins de ses membranes, il existait une coïnci-

dence de péricardite qui fut constatée par l'autopsie cadavérique (1). »　●

J'ai tenu à mettre sous les yeux du lecteur tout le passage du
Traité du rhumatisme ayant rapport au sujet qui nous occupe; il verra ce qu'un nombre considérable d'observations recueillies avec soin a pu apprendre relativement au rhumatisme
cérébral. M. Bouillaud venait d'établir sur des bases inébranlables cette grande loi de coïncidence, en montrant les liens si intimes et si inattendus qui unissent les synoviales articulaires aux
membranes séro-fibreuses du cœur , qu'il devait naturellement
rechercher si la même solidarité pathologique existe entre les
premières et les autres séreuses, telles que la plèvre, le péritoine,
les méninges cérébrales et rachidiennes. M. Bouillaud m'a souvent entretenu de quelques cas d'accidents cérébraux dans le
cours du rhumatisme articulaire aigu, et observés par lui depuis
la publication de sa monographie, ils sont assez importants pour
avoir frappé mon attention , et certain qu'ils aideraient à la solution de quelques points litigieux , j'ai tenu à ce qu'ils prissent
place dans ce travail.

Mais pour me servir de ces matériaux, je n'ai pas voulu m'en
rapporter à ma mémoire, bien convaincu que la science se constitue avec des faits exacts et rigoureusement observés seulement.
M. Bouillaud me les a donc communiqués en les faisant précéder et suivre de quelques considérations relatives au rhumatisme
cérébral.

Comme nous le verrons, ces faits sont peu nombreux et encore
tous n'ont pas été recueillis avec des détails suffisants. Pour plusieurs, ce sont de simples notes, pour d'autres, des observations
complètes : tantôt l'ouverture des corps n'a pu être faite; dans
quelques cas, au contraire, l'anatomie pathologique est venue
rendre compte de certains phénomènes constatés pendant la vie.
Ces simples notes , rapprochées des observations complètes,
auront une importance que l'on aurait pu leur contester si elles
eussent été isolées.

Presque toutes ces observations sont relatives aux accidents
cérébraux développés pendant le cours du rhumatisme articulaire aigu ; d'autres ne s'y rattachent qu'indirectement, et elles
ont plus spécialement trait à des phénomènes qui se passent du

(1) Bouillaud, *Traité clinique du rhumatisme articulaire*, page 249.

côté de la moelle épinière ou de ses membranes , mais elles ont
une importance telle que je n'ai pas hésité à les publier, convaincu que le lecteur leur accordera l'importance qu'elles mé-
ritent.

*Lettre de M. le professeur Bouillaud à M. le docteur E. Au-
burtin , sur les accidents cérébraux observés chez un
certain nombre d'individus affectés de rhumatisme articulaire aigu.*

Mon cher ami ,

J'ai lu avec un véritable intérêt ce que vous venez d'écrire
sur le genre d'accidents dont il est mention dans le titre de cette
lettre. J'ai lieu de croire que vos réflexions sur l'origine de ces
graves accidents ne seront pas perdues pour les progrès de la
saine médecine. Comme vous n'ignoriez pas que, depuis la publication de mon *Traité du rhumatisme articulaire* et de ma
Nosographie médicale, où j'avais résumé mon opinion à cet
égard (1), j'ai eu occasion de recueillir un certain nombre de

(1) Dans ma *Nosographie médicale* , publiée en 1846 , à l'article du rhumatisme articulaire, où je parle des *coïncidences* de diverses phlegmasies avec cette
affection , voici ce qui se rapporte à la méningite : « Pour moi , depuis une douzaine d'années, je n'ai encore rencontré que deux cas de méningite cérébrale
coïncidant avec une arthrite *rhumatismale*. » Aux articles méningite cérébrale et
méningite spinale du même ouvrage, j'ai écrit : « La méningite cérébrale survient
quelquefois dans le cours d'un violent rhumatisme articulaire ; elle est heureusement très-rare...

« La méningite spinale est une des coïncidences, un des accompagnements,
heureusement assez rares , des affections dites rhumatismales , sévissant avec violence (fièvre dite rhumatismale). »

Après avoir rappelé, en passant, que cette phlegmasie peut régner sous forme
épidémique, et que, dans ces derniers temps, on a publié des relations d'épidémies
de cette espèce, observées dans quelques-uns de nos régiments (principalement ceux
de cavalerie), j'ajoute que c'est là une question qui réclame de nouvelles recherches.

Depuis l'époque où fut écrit ce passage, nous avons eu, au n° 5 de la salle Saint-
Jean de Dieu, un bel exemple de méningite spinale , qui me parut se rapporter à
l'espèce de celle observée dans les régiments, et que nous eûmes la satisfaction de
guérir par le même traitement dont nous usons contre le rhumatisme articulaire aigu. Je considérai cette méningite comme appartenant à l'ordre de celles
qui ont une origine *rhumatismale*, et, dans la leçon clinique où je m'occupai de

nouvelles observations sur la grave matière dont il s'agit, vous m'avez exprimé le désir de les connaître, au moins en abrégé. Ainsi que je vous l'ai dit, je n'ai pas pris de notes sur tous les cas de ce genre, au nombre d'une vingtaine, que j'ai eu occasion d'observer depuis bientôt quinze ans qu'a paru ma *Nosographie*. Je vous envoie ce que j'ai pu trouver, en fouillant, trop rapidement, il est vrai, dans mes nombreux cartons. Je vous l'adresse sans y rien changer, même sous le rapport de la rédaction, qui laisse beaucoup à désirer. C'est à vous de tirer tout le parti possible de ces matériaux, qui vous sont ainsi livrés à l'état *brut* ou *fruste*, et de les tailler de façon à ce qu'ils puissent concourir à la construction de l'édifice doctrinal dont vous avez jeté les premiers fondements.

Je commencerai par la note suivante qui porte la date du 23 mai 1853 ; quatre cas y sont mentionnés :

Le premier cas est relatif à un malade que je vis en ville avec M. le docteur Moussel, le 23 mai 1853.

C'était un menuisier, demeurant rue de la Tonnellerie, et que nous avions déjà guéri d'une *grave* gastralgie avec épuisement anémique. Dans la nuit, perte subite de la parole, état comateux, fièvre, à la suite de douleurs rhumatismales articulaires qui avaient cédé aux moyens employés (1).

J'ai observé l'autre cas au n° 5 de la salle Sainte-Madeleine, chez une femme de quarante à cinquante ans.

Les douleurs étaient peu marquées au moment de l'arrivée, tandis que la fièvre était assez forte ; mais il existait sur l'une des cuisses un gonflement général avec chaleur, sensibilité et rougeur rosée à la partie interne, sur le trajet des veines et des vaisseaux lymphatiques. En un mot, la cuisse se trouvait dans cet état qui, chez les femmes en couche, a été désigné sous le nom de *phlegmatia alba dolens* (je fis remarquer à l'occasion de ce cas, qu'il confirmait cette opinion, que, chez certains sujets, la cause provocatrice d'un *rhumatisme* porte plus spécialement

---

ce cas éminemment intéressant, j'engageai les observateurs à rechercher sérieusement si telle ne serait pas aussi l'origine, ou du moins l'une des origines de cette méningite spinale épidémique qui avait sévi sur quelques-uns de nos régiments.

Je rapporterai plus loin un autre cas de méningite spinale, probablement *rhumatismale*, guérie par un traitement approprié.

(1) Je ne sais si ce malade a succombé ; mais cela est très-probable, sans quoi j'eusse été vraisemblablement appelé de nouveau en consultation, ce qui n'eut pas lieu.

sur les veines et les lymphatiques). Quelque légère rudesse accompagnait le premier bruit du cœur.

Une application de ventouses et une saignée, qui donnèrent un sang inflammatoire, soulagèrent très-notablement. La cuisse affectée se dégage, mais l'autre se *prend*, et plusieurs jointures se *prennent* en même temps de la façon la plus tranchée (une nouvelle saignée donne un caillot très-rétracté et recouvert d'une couenne dense, épaisse, retroussée, type, en un mot, du caillot inflammatoire).

Tout allait bien le lendemain matin, et l'on s'en tint à l'expectation ; cependant, le soir, la malade est agitée, veut se lever au milieu d'un délire survenu *sans cause connue*. Les accidents vont en s'aggravant, et le lendemain à la visite, la religieuse de la salle nous apprend que la malade a succombé dans la nuit.

A l'autopsie, on ne trouva rien du côté du cœur qui pût expliquer les accidents et la mort. — Le cerveau et les méninges étaient injectés, et dans cet état de congestion qui se rencontre à la suite de délires aigus avec fièvre.

— Voici le troisième cas. Le 27 mai de la même année 1853, M. Flandin me fit appeler auprès d'un homme de cinquante-six ans (M. P..., 7, rue de Varennes), qu'il soignait depuis dix jours pour un rhumatisme articulaire. Ce malade avait commencé à divaguer un peu. Je dis aussitôt à mon confrère que c'était une bien mauvaise chose que ces accidents cérébraux chez les rhumatisants. A notre visite, les divagations et une certaine loquacité persistaient ; cependant, en fixant l'attention du malade, il répondait assez bien. Le visage était animé, le pouls plein, fort, développé, régulier, à 100 environ. Le cœur était à peu près intact ; à peine un peu de rudesse au premier bruit. La main gauche était gonflée, luisante, douloureuse, et d'autres articulations étaient un peu endolories.

Aucun traitement actif n'ayant été fait jusque-là, nous prescrivîmes une saignée qui fut acceptée sans difficulté par le malade. Le sang fut très-couenneux, et M. Flandin fit une seconde saignée le soir. Nous devions revoir le malade le lendemain matin, mais notre réunion n'eut pas lieu, les accidents cérébraux ayant amené une terminaison fatale.

Nota. Il existait chez le malade de la *tristesse* et du *chagrin*, produits d'une part par quelques affaires d'intérêts, et d'autre part par l'obstacle que la maladie actuelle avait opposé au mariage arrêté de sa fille.

On ne saurait trop rechercher, dans les cas de ce genre, s'il a existé ou non des circonstances propres à placer le cerveau dans un état de surexcitation antérieure aux accidents survenus pendant le cours des *affections rhumatismales* en général, et du rhumatisme articulaire aigu généralisé en particulier.

Probablement, la complication dont il s'agit peut avoir lieu sans avoir été provoquée par quelque irritation cérébrale antérieure. Mais quand celle-ci existe, on pourrait dire qu'elle joue le rôle d'une sorte d'épine, et, si j'osais le dire, d'une *pointe* qui attire sur l'organe *la décharge de la foudre rhumatismale* (1).

Quatrième cas. — Il s'agit d'un jeune homme de trente et un ans, affecté de rhumatisme articulaire aigu, chez lequel des accidents cérébraux ont éclaté après coïncidence de péricardite et d'endocardite.

Je vis le malade· au mois d'octobre 1853 avec M. le docteur Despréaux. Au moment de notre consultation, j'ai trouvé le malade sans connaissance, poussant quelques gémissements. Les yeux étaient presque fermés ; en soulevant la paupière, on trouvait la pupille dilatée. Le pouls, très-accéléré et très-faible, prit, à la suite de mouvements convulsifs survenus quelques moments après notre arrivée, une accélération plus grande encore (il battait 160 fois par minute au moins) ; il était filiforme, mais régulier.

Les accidents cérébraux dataient de la veille, et MM. Barth et Roger avaient été appelés dans la soirée, vers minuit. Quelques jours avant, j'avais vu le malade avec M. Despréaux ; il y avait alors une endo-péricardite, mais légère (deux saignées d'environ 500 gr. chacune avaient été pratiquées, l'une le jour même, qni fut *couenneuse* comme la précédente). La fièvre était modérée, les jointures étaient dégagées ; il y avait eu des vomissements qui inquiétaient le malade et son père ; mais en somme l'état n'offrait alors rien de grave en lui-même.

(1) Je demande grâce pour cette expression métaphorique qu'on me passera, je l'espère (bien que le langage figuré ne convienne guère en matière de science), en réfléchissant que, dans le plus grand nombre des cas, sinon dans tous, la fluxion rhumatismale portée sur les centres nerveux encéphaliques entraîne la mort avec une rapidité qui rappelle celle de la foudre.

Seulement, mon confrère m'apprit que le malade était tourmenté de chagrins, par suite de pertes d'argent. Après avoir répété que l'état *actuel* n'était pas grave, j'ajoutai alors : *Pourvu qu'il n'arrive pas d'accidents cérébraux.* On voit que malheureusement ils ne tardèrent pas à éclater, et ils se terminèrent par la mort, peu d'heures après ma seconde visite.

Le cas suivant me fut communiqué par M. le docteur Depaul, remplaçant alors (décembre 1855) M. Ricord dans son service à l'hôpital du Midi.

Cinquième cas. — Rhumatisme articulaire chez un sujet atteint de blennorragie. — Accidents cérébraux mortels. — Autopsie.

Le malade est atteint de blennorragie depuis un mois ou cinq semaines ; — n'ayant fait aucun traitement spécifique, l'écoulement [persistait, et le 2 décembre il a été pris d'épididymite du côté droit.

Entré le 5 à l'hôpital, voici ce que l'on constate :

Engorgement de l'épididyme, la queue principalement; Canal déférent un peu augmenté de volume ; Testicule sain ; — rien dans la tunique vaginale ; Écoulement persistant; Peu de douleur, même à la pression.

À son entrée, le malade se plaint de douleurs vagues au niveau de quelques articulations, le genou droit, le poignet droit, l'épaule gauche. On n'y prend pas garde, pour ne s'occuper que de son testicule.

Le 6. — Application de vingt sangsues sur le trajet du cordon, à droite. — Amélioration sensible dans le testicule. Les douleurs articulaires persistent, sans cependant trop attirer l'attention.

Le 11 décembre, le malade est pris d'une forte fièvre ; l'articulation du poignet droit est très-enflammée, celle du genou plus douloureuse, et l'articulation métatarso-phalangienne du premier orteil droit rouge, gonflée et douloureuse. — Bourrache ; Une saignée du bras ; Diète absolue.

On enveloppe les articulations malades avec du coton, après des frictions laudanisées.

12 décembre. — La saignée mal faite n'a pas donné lieu à une amélioration sensible. — La fièvre continue. — Nouvelle saignée du bras de 400 grammes:

13 décembre. — Les articulations du coude gauche, du poignet du même côté et de l'épaule droite se prennent successivement. — Fièvre persistante ; — langue fuligineuse ; — céphalalgie. *Expectation.*

14 décembre. — Tous les symptômes généraux s'aggravent, ceux surtout du côté du cerveau ; — coma ; — délire, la nuit principalement. Purgatif salin. Même traitement quant au reste.

15 décembre. — Pas d'amélioration ; au contraire, le malade répond à

peine aux questions qu'on lui fait; — oppression considérable; — symptômes d'épanchement dans le péricarde. — *Vésicatoires aux cuisses.*

16 décembre. — L'état du malade est désespéré.

17 décembre. — Mort. — Autopsie, 37 heures après la mort.

Cerveau. — Épaississement des membranes au niveau de la partie moyenne de la faux; — adhérence avec la substance cérébrale, à la superficie de laquelle se voient des granulations par plaques, siégeant évidemment sur la pie-mère; — à ce même point, deux petites bosselures grosses comme une noix, donnant de la sérosité à l'incision.

Cœur et enveloppes. — Rien dans le cœur ni l'endocarde; — épanchement de sérosité assez considérable dans le péricarde, sans altération de cette dernière membrane.

Poumons et enveloppes. — Pleurésie aiguë avec épanchement purulent et granulations sur la plèvre. — Rien dans les poumons.

Articulations. — La première ouverte, celle du poignet gauche, mais sans trop de précaution, il sort du pus que je n'affirme pas venir de l'articulation, vu qu'on en trouve aux environs. Celle du *poignet droit* en donne une quantité notable bien constatée. L'articulation métatarso-phalangienne droite du premier orteil, de même; je n'ai fait que l'inciser. L'articulation du *genou droit* donne une augmentation notable de sérosité avec épaississement. Rien dans les autres. Impossible de trouver du pus dans aucune veine, ni grosse ni petite (1).

Sixième cas. — Rhumatisme articulaire aigu. — Complication d'accidents cérébraux mortels.

Le 31 juillet 1858, M. le docteur Lombard me prie de venir en consultation avec lui chez un serrurier d'une quarantaine d'années, pour une affection rhumatismale qui l'inquiète. Cet homme avait eu, vers le commencement de juillet, un mal de gorge et quelques accidents du côté des voies digestives. Il avait repris ses occupations; mais au bout d'une huitaine de jours, se trouvant mal à son aise, il alla consulter M. Lombard, qui lui fit prendre un bain.

Il eut froid en en sortant, frissonna, au rapport de sa femme, et c'est à partir de cette époque qu'il fut pris d'un rhumatisme articulaire qui le retint au lit.

Le sulfate de quinine fut administré à la dose ordinaire en pareil cas (par ceux qui l'emploient).

Quand je vis le malade, les jointures étaient à peu près dégagées, et il

(1) L'autopsie a été faite sous les yeux de M. Depaul. Les pièces me furent adressées avec l'observation.

se remuait, s'agitait même dans son lit, tourmenté par une inquiétude vague, qui se peignait sur son visage.

La peau était *brûlante* et sèche en ce moment (les jours précédents, le malade avait sué très-abondamment, et sa peau était couverte de myriades de sudamina et de granulations de miliaire *rouge* et *blanche*); — le pouls était accéléré, régulier, pas trop développé.

On entendait un léger souffle au premier temps; mais point de matité anormale, point d'oppression, nulle gêne de la circulation veineuse.

Une douleur assez prononcée existait dans la région cervicale. La langue était rouge, *dépouillée* et comme *scarlatineuse.*

L'intensité de la fièvre, l'agitation, l'inquiétude, un certain trouble des facultés intellectuelles, etc., en l'absence de toute coïncidence sérieuse du côté du cœur et des poumons, les jointures des membres étant dégagées, me firent présager une fluxion rhumatismale sur les méninges, à la base principalement et vers la moelle allongée. Je portai un pronostic des plus graves.

Des vésicatoires, des sédatifs furent prescrits...; mais le malade mourut dans la journée même. Peu de temps après ma visite, il tomba dans un état comateux, précédé, à ce que me rapporta sa femme, de vomissements.

Septième cas (1). — *Rhumatisme articulaire aigu avec accidents cérébraux mortels survenus au moment de la convalescence.* — *Autopsie.*

La nommée Seugnot, âgée de vingt et un ans, domestique, fut couchée au n° 2 de la salle Sainte-Madeleine, le 13 mars. Six ans et deux ans avant son entrée, elle avait eu un rhumatisme articulaire aigu, à la suite duquel il lui resta une grave maladie organique du cœur (hypertrophie générale, avec déformation, induration, insuffisance de la valvule bicuspide, etc.).

Huit jours avant son admission, elle avait été prise d'une nouvelle attaque de rhumatisme articulaire. Le jour de l'entrée, les articulations tibio-tarsiennes, fémoro-tibiales, radio-carpiennes, huméro-cubitales et scapulo-humérales étaient fortement prises (douleur très-vive, tuméfaction, etc.), et le pouls était à 116-120.

Prescription : une saignée de 3 palettes; ventouses scarif. sur les articulations, 2 pal.; boissons délayantes et diète.

(1) Je supprime ici tout ce qui est relatif à une affection organique du cœur consécutive à deux anciennes attaques de rhumatisme articulaire. Un souffle râpeux au premier temps pouvait avoir été renforcé par une endocardite récente, mais il tenait surtout à une lésion ancienne de la valvule bicuspide. Le second claquement valvulaire était très-distinct.

14. Articulations moins tuméfiées et moins douloureuses ; mouvements plus libres ; pouls à 100.

Caillot de la saignée recouvert d'une couenne dense, résistante, fortement rétractée ; rondelles des ventouses réunies en une seule masse, de consistance glutineuse (une de ces rondelles offre une couenne, mince, mais bien distincte).

Prescription : saignée, 3 pal. matin et soir ; vésicatoire camphré, région précordiale ; bandage aluminé autour des genoux et des mains ; pilule d'extrait thébaïque, 2 centigr. 1/2 ; diète.

15. La malade a bien moins souffert encore, et remue aisément les bras et les mains ; mais les coudes-pieds sont encore gonflés et assez douloureux pour avoir empêché le sommeil ; pouls à 96-100. — Le sang des saignées est comme celui des précédentes (couenne très-épaisse et rétractée, etc.).

Prescription : nouvelle saignée de 2 pal.; le reste, *idem*.

16. Nouveau soulagement. — La couenne du caillot offre l'apparence d'une membrane organisée ou d'une peau préparée.

Prescription : vésicatoire au pied droit.

17. Les douleurs ont à peu près complétement disparu ; moiteur générale ; pouls à 92 (un bouillon coupé).

18-19. L'amélioration se soutient (bouillons).

20-21. La malade se trouve très-bien ; cependant on entend distinctement un léger froissement péricardique (vésic. rég. précord.).

22. Le frottement péricardique a notablement diminué.

23. Les douleurs des membres sont nulles ; légère épistaxis ; pouls à 124-128.

24. Agitation, délire dans la nuit.

25. Pouls à 124 ; persistance de l'agitation (*vésic. camphr.* aux mollets ; lavement avec musc et camphre 1 décigr. chaque ; 2 bouillons).

26. Délire et agitation dans la nuit (il a fallu mettre la camisole pour empêcher la malade de se lever). Ce matin, elle est plus calme et ne se plaint que de *chaleur et de fièvre.*

27. Même agitation ; pouls à 126.

28. La malade continue à *délirer*, surtout vers le soir ; pouls à 140 (nouv. vésic.).

29. Les accidents cérébraux continuent, et la malade succombe à huit heures du matin.

Autopsie cadavérique, vingt-six heures après la mort.

Les méninges offrent une injection très-prononcée ; la pie-mère est d'un rouge marqué, surtout à la face supérieure des lobes postérieurs ; deux cuillerées environ de sérosité dans les ventricules latéraux. — La substance cérébrale est saine ; la pression fait sourdre des gouttelettes de sang, en petite quantité, à la surface des incisions qu'on y pratique...

Les deux faits suivants, bien qu'ils se rapportent moins directement que les précédents à notre sujet, m'ont paru devoir être
placés à côté d'eux.

*Huitième cas. — Symptômes d'inflammation peut-être rhumatismale de
la moelle et de ses enveloppes avec fièvre assez forte. Cas mal déterminé. Guérison.*

Le nommé Ferdinand Genett, âgé de dix-sept ans, coiffeur, demeurant
rue Tronchet, n° 3, né à Blois, est entré à la Charité le 23 mars 1840; il
est couché au n° 3 de la salle Saint-Jean-de-Dieu.

Constitution moyenne; santé habituellement bonne. Malade depuis huit
jours, il ignore la cause de sa maladie; il a commencé par éprouver un
sentiment de faiblesse et d'engourdissement dans les membres supérieurs
et inférieurs. — Cet engourdissement se changeait quelquefois, dit-il, en
une véritable paralysie, de sorte qu'il ne pouvait plus se servir de ses bras
ni de ses jambes; parfois même la parole disparaissait pour quelque temps,
quoique la langue conservât ses mouvements. — Point de douleurs dans
le dos; pas de céphalalgie notable. — Depuis ce matin, les membres supérieurs restent contractés, et dans ce moment on a bien de la peine à
écarter l'avant-bras du bras; les doigts sont fortement contractés dans la
paume des mains. — Les muscles des bras sont, de temps en temps, agités
par des mouvements convulsifs. — La plus faible pression des membres
supérieurs occasionne beaucoup de douleur.

Anorexie, soif, dévoiement depuis huit jours (2 à 3 selles par jour); pas
de vomissement. — Pouls à 96, médiocrement développé; peau chaude
et sèche; joues rouges.

Intelligence nette; pupilles dilatées; mouvements de la langue libres.

La percussion de la colonne vertébrale n'occasionne aucune douleur; le
malade, étant assis, se plaint de beaucoup d'étourdissements et sa respiration devient ensuite accélérée.

A son entrée à l'hôpital, on lui a fait une saignée de quatre palettes.

24 mars. — Le malade se sent un peu soulagé. — Pouls à 96, bien développé.

*Les doigts et les poignets sont à demi fléchis, douloureux quand on les
touche, avec gonflement, tension de la peau et développement des veines* (1);
les membres inférieurs assez dégagés; pas de douleur dans la région de
la colonne vertébrale, même à la pression. — En examinant le ventre, on
trouve la vessie distendue fortement par l'urine (le malade n'a pas uriné
depuis longtemps).

(1) Un tel état, en l'absence de toute cause *traumatique*, ne pouvait guère être
attribué qu'à un rhumatisme articulaire.

Sans être fortement troublée, l'intelligence est cependant un peu dérangée, le malade répondant quelquefois avec divagation ; pupilles un peu dilatées ; la vue assez bonne.

On trouve sur l'os coxal droit la trace d'une forte contusion. Interrogé de nouveau sur les causes de sa maladie, ce jeune homme répond qu'il n'a pas fait d'excès, qu'il n'a pas eu de contrariétés, mais qu'il lui est peut-être arrivé de se refroidir après avoir eu chaud.

On retire par le cathétérisme plus d'un demi-litre d'urine claire, ce qui soulage immédiatement le malade.

Les battements du cœur sont forts, bien frappés, sans bruit anormal.

La sérosité de la saignée est limpide ; le caillot mou, recouvert d'une couenne molle, infiltrée.

Saig. 3 pal. ; vent. scarif. colonne vertébr. 3 pal. ; boissons émoll. et délay. ; catapl. ; lavement avec addit. d'un décigr. de camphre et de deux décigr. de musc ; diète.

25 mars. — Mieux. — Il peut exécuter quelques mouvements avec les doigts de la main droite, qui est encore *gonflée, rouge* et *douloureuse au toucher ;* la pression de la main et du bras gauches est peu douloureuse.

Pouls à 88, assez développé ; urines libres.

Caillot recouvert d'une pellicule mince, grisâtre, de moyenne consistance ; sérosité des ventouses assez claire, et rondelles du caillot prises en une masse *glutineuse.* (Vent. scarif., même région, 3 palettes ; lav., *ut suprà ;* diète.)

26 mars. — Mieux encore qu'hier ; il remue bien les doigts, surtout ceux de la main gauche ; mais il lui est impossible de fermer ceux de la main droite ; la pression des membres supérieurs n'est pas douloureuse ; encore quelques soubresauts dans les tendons ; pouls à 84 ; envies fréquentes et impossibilité d'uriner ; un peu de sommeil ; rondelles des ventouses de consistance glutineuse avec sérosité limpide. (Vésicat. col, vert., même boisson ; catapl. ; lav. ; diète.)

27 mars. — Pouls à 88. (Mêmes boissons, diète.)

28 mars. — Pouls à 92-96.

31 mars. — Convalescence commençante.

1er et 2 avril. — Pouls à 84. (Deux tasses de bouillon et pruneaux.)

Les poignets étant encore endoloris, on applique des vésicatoires volants ; de plus 5 centigr. d'extrait thébaïque en deux pilules.

3 avril. — A la visite du soir, le malade est dans un état de grande agitation ; pouls 156-160 ; membres contractés, douleurs vives. (Saignée 4 pal. ; vent. scarif. 3 pal. ; synapis. aux pieds.)

4 avril. — Le soulagement est très-notable depuis la saignée ; pouls à 84, assez développé ; respiration tout à fait libre ; visage pâle. — Le malade raconte bien ce qui lui est arrivé ; il lui reste un peu d'engourdissement encore dans les doigts ; bruits du cœur normaux ; beau bruit de *diable* dans la carotide droite, léger à gauche.

Sérosité abondante ; caillot rétracté ; couenne ferme, soutenant le poids du caillot ; rondelles des ventouses réunies en une masse formant un caillot, entouré de beaucoup de sérosité. (Lav. avec musc, 15 centigr. et camphre 20 centigr.)

5 avril. — Pouls tombé à 72. (Deux bouillons.)

6 avril. — Le malade va très-bien ; pouls à 72 ; chaleur douce de la peau ; respiration libre.

7, 8, 9, 10 avril. — Pouls à 72-76 ; — la convalescence se soutient. (1/8 d'alim., côtelette.)

11 avril. — Hier soir, mêmes accidents qu'il y a huit jours, mais bien moins forts, après que le malade a eu mangé un peu plus qu'à l'ordinaire ; les accidents sont dissipés ce matin, et le pouls est à 68-72.

13 avril. — Hier, dans la soirée, contractures violentes des membres avec étouffement ; répétition des mêmes accidents que le 11 au soir. Ce matin, pouls à 96, peau chaude ; secousses assez fréquentes dans les tendons ; céphalalgie. (Vésicat. à la part. inf. de la colonne vertébrale de 15 à 16 centim. de diam. ; limonade citrique et infus. de fl. de till. et de feuil. d'oranger ; lav. 0,20 gr. musc, 0,15 gr. camphre ; diète.)

14 avril. Pouls à 84 ; peau moins chaude, mais sèche.

15 et 16 avril. Le calme est rétabli, et on revient au bouillon coupé ; en même temps une crème de riz (le malade ayant un peu de diarrhée).

Peu à peu, on augmente les aliments, et le malade sort en très-bon état, le 9 mai 1840, un peu plus de six semaines après son entrée.

Ce cas est celui que j'avais annoncé dans la note placée au commencement de cette lettre. Je ne le commenterai point longuement, bien qu'il en vaille assurément la peine. Au moment où le malade fut examiné par moi pour la première fois, je signalai ce cas comme *mal déterminé*. Ce qu'il y a de certain, c'est qu'il était fort grave, et que nous devons nous féliciter d'être parvenu à le guérir. Que s'il ne s'agit pas ici d'une méningite spinale, avec une fluxion rhumatismale sur plusieurs articulations des membres supérieurs, quel nom et quelle place dans le cadre nosologique donner à cette maladie (1) ?

Neuvième cas. — Affection rhumatismale chronique de la colonne vertébrale et de l'épaule gauche, avec lésion de la moelle. Méningite intercurrente. — Autopsie. — Tumeur lardacée, squirreuse dans la moelle, etc., etc.

Le nommé Chaumont (Jean), âgé de vingt-quatre ans, tonnelier à Bercy,

---

(1) Le dévoiement, qui, pendant les huit premiers jours, a compliqué les autres symptômes, ou mieux l'affection dont le dévoiement n'était qu'un symptôme, a, jusqu'à un certain point, modifié le fond principal de la maladie.

est entré à la Charité le 10 juin 1839 ; il est couché au n° 2 de la salle Saint-Jean-de-Dieu.

Malade depuis deux mois, il est d'une constitution de force moyenne, tempérament lymphatico-sanguin ; santé habituellement bonne.

Il dit avoir eu l'hiver dernier un rhumatisme assez fort, qui dura trois semaines, pour lequel il ne fit aucun traitement sérieux.

Il y a deux mois, il fut pris de douleurs dans l'épaule gauche et derrière le cou, douleurs qu'il attribue à ce qu'il s'est exposé à un courant d'air ayant très-chaud, et qui le forcèrent, dit-il, à garder presque continuellement le lit. Il habitait Bercy, et le médecin qui le soignait lui fit une saignée et lui appliqua une fois des ventouses scarifiées.

11 juin. — Nous observâmes l'état suivant : persistance de la douleur dans la région des dernières vertèbres cervicales avec impossibilité d'exécuter les mouvements de rotation de la tête, en sorte que, pour tourner cette partie, le malade tourne le tronc tout entier : les aphophyses des dernières vertèbres cervicales semblent un peu saillantes et la pression sur cette partie est un peu douloureuse. La douleur de l'épaule gauche est peu marquée ; cependant le membre de ce côté, au dire du malade, est plus faible que l'autre. Il n'existe d'ailleurs ni dans le tronc ni dans les membres de paralysie, soit du mouvement, soit du sentiment ; les urines et les matières fécales sont rendues librement. La respiration est tout à fait libre ; la résonnance et le murmure respiratoire, à l'état normal ; la chaleur de la peau est sensiblement normale ; le pouls est à 92 ; mais cette accélération tient probablement à l'émotion de la visite ; la langue est bonne et l'appétit assez bien conservé.

Ventouses scarifiées sur la région postérieure du cou et des épaules, trois palettes ; infusion de fleur de guimauve, bourache, sirop de gomme, deux pots, julep, sirop diacode une once ; lavement huileux ; bouillon ; soupe et pruneaux.

Du 13 au 18, rien de bien nouveau (le malade mange le huitième).

Le 19, le malade se plaint d'une forte douleur de tête qu'il rapporte surtout au front, et qui lui cause de l'insomnie ; les mouvements du cou sont beaucoup moins gênés ; les membres jouissent de la liberté de leur mouvements ; toutefois, le malade se plaint de la faiblesse de ses jambes ; le pouls est à 52-56, avec des intermittences assez fréquentes et des inégalités de force.

20 et 21, peu de changement (un bain).

22, le pouls est monté à 76 ; les mouvements du cou et de la tête s'exécutent lentement et comme avec précaution ; étourdissement, tournoiement de tête, et persistance de céphalalgie frontale, paresse de l'intelligence, aspect semi-idiotique de la face, ouïe dure ; l'œil droit habituellement fermé ou seulement entr'ouvert.

Solution de sirop tartareux et bouillon aux herbes ; lavement laxatif.

23. Le malade a crié et divagué toute la nuit ; il est calme ce matin et dans un état de moiteur ; le pouls à 72.

Depuis quelques jours, ce malade nous paraît couver en quelque sorte une méningite, ayant pour symptômes précurseurs la céphalalgie, la torpeur des fonctions cérébrales, l'assoupissement, etc.

Lavement avec quatre grains du musc et deux grains de camphre ; infusion de fleur de tilleul et de fleur d'oranger ; diète.

24. Peu de changement; le pouls à 84.

25. Dans la journée d'hier, il est survenu du délire et une agitation qui ont continué toute la nuit. Ce matin, le visage est pâle, la bouche écumeuse, les lèvres violettes ; le malade, assoupi, pousse des gémissements plaintifs continuels, ne répond pas aux questions et ne peut tirer la langue ; l'œil droit est plus fermé que le gauche ; les urines et les matières fécales ont été rendues dans le lit ; ventre affaissé, avec un peu de gargouillement dans la région du flanc droit ; respiration demi-stertoreuse ; mâchoire serrée ; un peu de raideur dans les membres supérieurs ; soubresauts des tendons ; pouls à 132-136 ; chaleur et moiteur de la peau.

Vésicatoires camphrés aux cuisses ; glace sur la tête ; limonade citrique ; diète.

Mort à dix heures et demie du matin.

Autopsie cadavérique quarante-huit heures après la mort.

1° CENTRES NERVEUX (*moelle épinière, cerveau et cervelet*). — La moelle épinière est abreuvée et entourée d'une sérosité, abondante surtout vers sa partie inférieure. — Cette sérosité est limpide , un peu visqueuse. — La partie inférieure de la portion cervicale de la moelle présente un renflement considérable, et une incision, pratiquée dans cette partie, y fait découvrir une tumeur du volume et de la forme d'une olive assez grosse, d'une consistance lardacée, criant un peu sous le scalpel, bien séparée de la substance environnante qui est sensiblement plus molle que dans l'état normal et que le reste de la moelle. — La tumeur est située à la partie postérieure ; on peut la détacher par la traction, et alors on trouve la matière blanche de la moelle sous forme de deux larges rubans sans injection bien notable, mais d'une consistance molle, mollesse qui contraste avec la fermeté des mêmes rubans examinés au-dessus et au-dessous. — Examinée sous l'eau, la portion dans laquelle se trouve la tumeur offre une rougeur et une injection qu'on n'observe pas dans les régions situées au-dessus et au-dessous. — Cette tumeur appartient à l'espèce des cancers ; elle s'est développée immédiatement au-dessous des enveloppes de la partie postérieure de la moelle. Dans tout le reste de son étendue, la moelle épinière ne présente aucune altération sensible. Les racines des nerfs n'offrent rien de notable.

Injection considérable de la base du cerveau et du cervelet, rougeur et injection qui existent aussi sur les parties latérales et sur la convexité, mais à un moindre degré. — La masse cérébrale est volumineuse, un peu affaissée et molle, ce qui peut tenir au long espace de temps qui s'est écoulé depuis la mort. — Une certaine quantité de sérosité abreuvait la base de l'organe et humectait les ventricules latéraux. Séparées de la subs-

tance cérébrale, les membranes sont rouges comme si elles étaient imbi-
bées de sang dans certaines portions.

La substance cérébrale médiocrement sablée de sang ; point de foyer
de ramollissement partiel ni d'hémorragie, soit dans le cerveau, soit dans
le cervelet où l'on ne rencontre aucune production accidentelle.

2° POUMONS ET CŒUR. — Les deux poumons sont parfaitement sains,
des adhérences dans la scissure interlobaire du poumon gauche vers le
milieu du lobe supérieur; à un pouce au-dessous de la scissure, on trouve
un foyer de matière tuberculeuse, du volume d'une petite olive. — Caillots mous, en partie décolorés dans les cavités du cœur. — Surface interne
du cœur sans imbibition notable.

3° VESSIE, TUBE DIGESTIF, RATE ET FOIE. — La vessie est distendue
par une assez grande quantité d'urines, un peu foncées en couleur, mais
claires.

Aucune altération notable dans les intestins. — La membrane muqueuse
de l'estomac est colorée en vert par de la bile, très-molle, ce qui tient
probablement à un commencement de décomposition cadavérique.

La rate est un peu grosse.

Rien du côté du foie.

10°, 11°, 12° *cas.* — Je n'ai pas trouvé dans mes papiers de
notes sur ces trois cas ; mais voici les détails que me fournit ma
mémoire :

L'un d'eux est relatif à un huissier de la rue de Buci, que
M. Lecouteulx, mon ancien aide de clinique, soignait pour un
rhumatisme articulaire des plus aigus. Le jour où il me fit appeler en consultation avec lui, il était survenu de l'agitation, du
délire. Nous le vîmes le soir. La fièvre était très-forte. Le malade ne reconnaissait plus les personnes qui l'entouraient, et il
était plongé dans un état demi-comateux, le visage très-animé.
— Il y avait déjà plus de huit ou dix jours de maladie, quand je
fus appelé. Je portai un pronostic des plus graves. Des révulsifs
et des antispasmodiques furent prescrits. — Le malade succomba
le lendemain.

Le second de ces cas est relatif à un homme fortement constitué, dans la vigueur de l'âge, que M. le docteur Bossion, l'un de
nos praticiens les plus distingués, soignait pour un rhumatisme
articulaire d'une intensité assez modérée. Le jour où nous vîmes
ce malade ensemble, il y avait depuis la veille des divagations,
de la tristesse, de l'étonnement et une douleur très-marquée à
la partie postérieure du cou. — Bien que, au premier abord, on
pût ne pas concevoir de vives inquiétudes, comme j'avais pré-

sents à la mémoire un bon nombre de cas du même genre, terminés d'une manière funeste, mon pronostic fut des plus graves.
— Nous prescrivîmes des vésicatoires, des sédatifs, et nous nous
ajournâmes au lendemain matin. Mais notre réunion n'eut pas
lieu, car les accidents cérébraux ayant éclaté avec plus de violence, la mort arriva avant l'heure fixée pour notre consultation.

J'ai observé le dernier de ces trois cas avec mes honorables
confrères, MM. Blache et Arnal. Il s'agit d'une jeune demoiselle
de dix à onze ans (rue de Rivoli), qui fut prise d'un rhumatisme
articulaire aigu avec coïncidence des plus évidentes d'endo-
péricardite. Des circonstances particulières ne permirent pas de
recourir aux émissions sanguines. — Des vésicatoires, le sulfate
de quinine, furent les principaux moyens employés. La jeune
personne était d'une sensibilité et d'une irritabilité excessives.
Néanmoins, pendant une semaine environ, tout allait assez bien
du côté du cœur, et les jointures étaient presque entièrement
dégagés. Mais alors surviennent de l'agitation, du délire, puis
de l'assoupissement, et la jeune malade succombe en deux ou
trois jours.

Si l'on me demande maintenant quelle est ma conclusion générale sur la *coïncidence* de la méningite avec le rhumatisme
articulaire aigu, il ne me sera pas difficile de répondre. Sur
1,500 cas au moins de cette maladie que j'ai observés dans mon
service clinique, depuis environ vingt-huit ans, il ne s'en est
trouvé que quatre ou cinq dans lesquels soient survenus les accidents caractéristiques d'une méningite. En admettant que, dans
ces cas, elle ait existé au même titre que la péricardite et l'endocardite, je formulerai la loi de sa coïncidence, en renversant
les termes de la loi relative à la coïncidence de la péricardite et
de l'endocardite, et je dirai :

*Dans le rhumatisme articulaire aigu généralisé, fébrile,
traité selon nos préceptes, la coïncidence d'une méningite,
soit cérébrale, soit spinale, est l'*EXCEPTION*, et l'exception
très-rare (1).*

Voilà ma tâche finie. La vôtre recommence, et je reconnais

(1) Je ferai remarquer, en outre, qu'autant il est commun de voir la péricardite, l'endocardite se manifester dès les premiers jours d'un rhumatisme articulaire aigu généralisé, autant cela est rare pour la méningite. Nouvelle preuve que,
si des causes *provocatrices* n'intervenaient pas dans le cours d'un rhumatisme
articulaire aigu, la méningite n'éclaterait probablement pas, au moins dans le
plus grand nombre des cas.

qu'elle n'est pas sans difficultés. Mais ce qui doit vous encourager, c'est qu'elle n'est pas moins honorable que difficile. D'ailleurs, ce que vous en avez accompli déjà permet de bien augurer de ce que vous ferez pour la terminer.

15 avril 1860.

J. BOUILLAUD.

Je ne sais si je m'abuse, mais il me semble que de tout ce qui a été dit plus haut, il ressort ceci, c'est que les accidents cérébraux sont rares dans le cours du rhumatisme articulaire aigu, en dehors des conditions étrangères à la maladie elle-même. Que les chiffres présentés par M. Vigla pour établir son degré de fréquence soient vrais lorsqu'il s'agit des cas où l'on a fait usage du sulfate de quinine, je ne le nie pas; mais ils ne peuvent évidemment s'appliquer à la maladie en elle-même, je crois l'avoir surabondamment démontré. Je pense donc que le lecteur sera déjà convaincu comme moi qu'il ne suffit pas que des accidents cérébraux éclatent pendant le cours d'une arthrite rhumatismale pour que l'on soit toujours en droit de les attribuer à la diathèse rhumatismale.

J'espérais avoir donné assez de développement à ma pensée, pour ne pas être accusé d'une exagération en sens inverse, en ne voyant partout que du délire engendré par l'administration du sulfate de quinine, mais il paraît que je n'ai pas réussi à me bien faire comprendre de tous. En effet, un médecin me demandait il y a quelques jours, si chez un rhumatisant qui aurait pris du sulfate de quinine et qui aurait du délire, *toujours* et *forcément*, je verrais là des phénomènes d'intoxication quinique. J'ai assez dit avec quelle réserve il fallait juger toutes ces questions, et pour mon compte, je n'ai rendu le sulfate de quinine responsable des accidents cérébraux, que dans les cas seulement où, pour tout clinicien impartial, il était impossible de ne pas voir entre le premier et les seconds une relation évidente de cause à effet. Non certes, il ne suffit pas que l'on ait donné du sulfate de quinine à un rhumatisant qui a du délire, pour que l'on soit toujours autorisé à rattacher l'un à l'autre, il faut, je ne saurais trop le répéter, que les conditions mentionnées plus haut soient toutes réunies.

Parmi les faits publiés sous le titre de rhumatisme cérébral, il en est un certain nombre dans lesquels les malades n'ont été soumis à aucune médication capable d'avoir provoqué du délire, mais ils n'en sont pas moins, ce me semble, entachés d'un vice d'observation, attendu que certaines conditions étrangères au rhumatisme, mais cependant bien propres à engendrer des accidents cérébraux, ont été complétement méconnues. Je veux parler de quelques sujets adonnés à des excès de boissons alcooliques, chez lesquels du délire s'est manifesté pendant le cours d'un rhumatisme, et que l'on a, à tort, rattaché à la diathèse rhumatismale. Déjà, à l'occasion de la deuxième observation de M. Legroux, j'ai fait remarquer que l'agitation, l'incohérence dans les idées, n'étaient chez son malade que les phénomènes signalés pendant le cours de toutes les autres maladies aiguës chez beaucoup de ceux adonnés à ce genre d'excès.

Dans le numéro de l'*Union médicale* du 14 avril 1860, on a rapporté une observation se rapprochant assez de celle de M. Legroux, et dont voici les traits principaux. — Il s'agit d'un homme de soixante et onze ans qui, au mois de février 1859, fut apporté à Bicêtre (service de M. Léger), dans un état de *somnolence* et d'*abrutissement* produit par des excès de boissons alcooliques. Le lendemain, à la visite du matin, le malade était revenu de sa stupeur, et répondait aux questions qui lui étaient adressées. Il a raconté que, pendant trois jours consécutifs, il a été dans un *état d'ivresse*. On constate chez lui tous les signes d'un rhumatisme articulaire aigu généralisé. Depuis le 17 au matin, jour de son entrée, jusqu'au 18 dans la journée, le malade a eu l'intelligence lucide ; mais, vers trois heures, il est pris d'un état comateux profond, avec respiration stertoreuse, d'une résolution de tous les membres, et malgré les soins qui lui furent prodigués, il est mort quatre ou cinq heures après.

L'autopsie a été faite avec soin, et l'on a trouvé, indépendamment de *plaques blanchâtres, laiteuses,* qui accusent un état de chronicité en rapport avec les renseignements que nous allons rappeler plus bas, les altérations caractéristiques d'une méningite. On a fait suivre cette observation de considérations que je crois utile d'examiner. — « Redisons tout d'abord, ajoute l'auteur, que le traitement mis en usage ne saurait être invoqué ici, comme ayant pu avoir une influence quelconque dans la détermination des accidents cérébraux ; le *sulfate de quinine* n'y a pas fait la moindre apparition. L'opium lui-même, qui a été prescrit le 18, n'a pas été administré. Nous ne pensons pas que l'on ait l'idée d'accuser les vingt grammes de sirop de morphine qui, seuls, aient été absorbés. Il est vrai que le malade avait des *habitudes d'alcoolisme invétérées, et il paraîtrait qu'elles avaient déjà donné lieu à des manifestations cérébrales.* En effet, au dire de madame la surveillante du service (femme, d'ailleurs, très-intelligente), ce malade était venu il y a deux ans à l'infirmerie, et avait été soigné pour un état *congestif cérébral*, sans paralysie. Les manifestations morbides chroniques révélées par l'autopsie semblent témoigner de l'authenticité de ce fait. Mais est-ce à dire que l'*influence rhumatismale* n'a pas eu sa part, et une part essentielle dans l'invasion soudaine des accidents qui ont si rapidement emporté ce malade?..... » — Non, certes, nous ne rendrons pas les vingt grammes de sirop de morphine responsables des accidents cérébraux, mais nous accuserons l'alcoolisme de les avoir fait éclater, sans négliger de faire intervenir le rhumatisme à titre de *maladie aiguë seulement*, et non à cause de son *influence rhumatismale.* Vous avez un malade dont *les habitudes d'alcoolisme invétérées* ont déjà donné lieu à *plusieurs manifestations cérébrales*, en dehors d'attaques de rhumatisme, et le jour où il est atteint de cette dernière maladie, vous voulez que ce soit sa *nature particulière* qui les engendre? Sans doute, le terrain était, comme vous le dites, préparé, prédisposé à ce genre d'accidents ; mais en quoi diffèrent-ils de ceux que l'on observe chez les mêmes sujets atteints de pneumonie, d'érysipèle, de rougeole? Le cerveau est dans un état de surexcitation tel que la moindre cause peut provoquer des désordres considérables. J'ai sous les yeux les observations de trois malades adonnés à des *excès alcooliques*, et qui ont succombé pendant le cours de maladies aiguës (pneumonie, érysipèle, rougeole) à des accidents cérébraux dont la marche et la rapidité ont été en tous points semblables à ce que nous venons de voir chez ce rhumatisant. Pour lui, n'est-on pas autorisé à penser, en *tenant compte de son passé*, que, sous l'influence de l'une de ces trois maladies, les manifestations cérébrales se seraient produites? Dès lors, pourquoi rattacher celles-ci à l'*influence rhumatismale ?* Ce fait très-complexe me paraît au moins de nature à faire naître bien des doutes dans l'esprit du lecteur, et ce n'est pas avec des éléments de cette espèce qu'il faut essayer de constituer un édifice doctrinal dont les fondements doivent reposer sur un terrain solide.

Il me reste maintenant à signaler encore une autre cause

d'erreur qui, pour être généralement peu connue, n'en est pas moins très-fréquente ; il importe donc non-seulement de l'énoncer, mais encore d'apporter des preuves d'anatomie et de physiologie pathologiques. — Le lecteur se souvient peut-être que, à l'occasion du malade de notre troisième observation, j'ai dit que je reviendrais plus tard sur le rapprochement qu'il y a entre sa mort et les altérations si graves trouvées du côté du cœur. Le moment est donc venu, ce me semble, de rechercher si, dans un certain nombre de cas, les accidents mortels que les auteurs ont désignés, après Stoll, sous le nom d'*apoplexie rhumatismale*, ne sont pas des phénomènes dus à des formations de caillots dans les cavités cardiaques ; personne aujourd'hui ne songe plus contester leur fréquence dans les violentes endocardites. Pour mon compte, j'ai vu un certain nombre de malades chez lesquels cette grave lésion du côté du cœur existait avec les signes les plus positifs, n'être même pas soupçonnée, et alors la mort était rapportée à une prétendue apoplexie rhumatismale.

On se rappelle que chez le malade dont il est question, on a constaté, le jour de son entrée à l'hôpital, les signes certains d'une endocardite qui a été rapidement enrayée dans sa marche, grâce à un traitement approprié. A la suite d'une rechute, le souffle cardiaque, qui avait disparu, revint avec une grande intensité, en même temps que le second *claquement valvulaire était étouffé* et le *pouls petit, concentré*. On diagnostique un commencement de formation de caillots, lesquels gênent le jeu des soupapes, et, pendant la nuit, le malade meurt avant que l'on ait eu le temps de lui porter secours, au milieu d'angoisses extrêmes, d'une *dyspnée considérable* et de soubresauts de tendons. — Je ne reviendrai pas ici sur tous les détails des lésions trouvées du côté du cœur ; elles ont été longuement décrites, et le lecteur pourra y recourir, s'il y a besoin ; je rappellerai seulement que le caillot le plus considérable était du volume d'*un gros œuf de pigeon, d'une texture fibrineuse, élastique*, et qu'il ne ressemblait en rien à ceux qui sont formés après la mort. D'ailleurs, ici l'anatomie et la physiologie sont d'accord et ne permettent aucun doute.

Que ce malade ait été apporté à l'hôpital la veille de sa mort seulement, et soumis à un examen superficiel, au lieu d'avoir été suivi avec attention par un médecin familiarisé avec l'exploration du cœur, n'est-il pas probable, surtout si l'autopsie n'avait été faite, que cette observation aurait figuré parmi les cas d'apoplexie rhumatismale? Comme on l'a fait déjà remarquer avec raison, il y a eu chez ce malade de l'agitation, des soubresauts de tendons, phénomènes qui n'auraient pas manqué d'être rattachés à des désordres cérébraux.

Je viens de relire encore avec un soin extrême toutes les observations du mémoire de M. Vigla, et il m'est impossible de ne pas considérer plusieurs d'entre elles comme des exemples *probables* de morts rapides occasionnées par des caillots développés dans les cavités du cœur, et cependant, c'est sur ces observations que l'on s'appuie pour édifier la doctrine du rhumatisme cérébral!

Déjà j'ai fait remarquer que la première était plutôt une note, et que l'on ne pouvait rien conclure. L'autopsie n'a pas été faite, et la mort est arrivée si promptement que *l'on n'eut pas le temps de porter secours au malade*. D'ailleurs, il n'avait été vu qu'une seule fois, et M. Vigla ajoute : « L'autopsie ayant été refusée, la cause de cette mort me parut tout à fait inexplicable, et le fait, quoique ayant fortement fixé mon attention, me paraît vu de trop loin et trop indirectement pour être de quelque utilité scientifique. » — Mais alors pourquoi donner une interprétation positive à un fait *inexplicable, vu une fois, et de trop loin ?* Pourquoi le placer dans un casier déterminé ? Des faits de cette nature, lorsqu'ils sont isolés surtout, sont des armes dangereuses et à deux tranchants avec lesquelles on peut également soutenir ou attaquer les doctrines les plus opposées.

Pour la malade qui fait le sujet de la seconde observation, il est bien difficile de ne pas voir aussi un exemple de mort rapide occasionnée par la même cause. A minuit, elle est prise subitement *d'agitation, d'une angoisse extrême; elle est sans connaissance; les membres sont dans une résolution complète ; la respiration est haute, stertoreuse, et la mort a lieu une heure après le début de ces accidents*. Ici encore l'autopsie n'a pu être faite. En relisant ces observations avec soin, je dis que pour tout clinicien qui aura eu l'occasion d'étudier avec attention les désordres que l'on constate du côté du cœur dans les cas de violentes endocardites avec formation de caillots, il ne pourra les accepter comme des exemples d'apoplexie rhumatismale.

Que l'on ouvre les ouvrages de Rochoux, de Lallemand, de MM. Rostan, Bouillaud, et l'on verra si les cas de morts aussi rapides sont fréquents chez les malades frappés d'apoplexies san-

guines ou séreuses. — Enfin je pourrais, pour la troisième observation de M. Vigla, faire les mêmes remarques. Il s'agit d'un
homme de trente-deux ans, qui entre le 9 décembre à la Maison
de santé, et le 19, à la visite du matin, il était dans un état à peu
près satisfaisant ; mais, à deux heures du matin, délire violent,
mouvements convulsifs, respiration pénible, entrecoupée, *pouls
petit*, *mou*, *irrégulier*, *extrêmement fréquent*. A quatre
heures, le malade était mort.

En 1857, j'ai eu l'occasion d'examiner un malade atteint d'un
rhumatisme articulaire aigu, et qui est mort dans des conditions
telles que son médecin l'a cru frappé d'une attaque d'apoplexie ;
l'autopsie n'a pas été faite, il est vrai, mais les signes fournis
par l'exploration du cœur sont tels qu'ils ne peuvent laisser de
doute dans l'esprit. Voici un abrégé de son histoire, extrait de
l'observation que j'ai recueillie. — Dans le courant du mois de
mai 1857, j'allai voir un dimanche, dans l'une des pensions les
plus connues des environs de Paris, le fils d'un de mes clients,
souffrant depuis quelques jours. En descendant de l'infirmerie,
on me dit que le directeur, M. X..., désirait me parler ; je me
rendis dans son cabinet. En entrant, je fus frappé de l'altération
de sa physionomie, qui exprimait une grande souffrance. M....
me raconta que, malade depuis une dizaine de jours, et n'éprou-
vant aucun soulagement, il désirait prendre quelques conseils
de moi. Voici donc ce que j'appris de lui. — Il y a une dizaine
de jours que M...., ayant très-chaud, s'était promené pendant
une soirée un peu fraîche sous les grands arbres du parc, et s'é-
tait reposé sous l'un d'eux. La nuit suivante, il avait éprouvé
un malaise général, et le matin, en se levant, il avait remarqué
que ses genoux étaient douloureux, son poignet droit gonflé et
rouge. Il était resté levé toute la journée, malgré une grande
fatigue, et les jours suivants, M..., prétendant qu'il ne pouvait
se dispenser d'une surveillance de tous les instants, n'avait pas
gardé le lit et était resté étendu sur un canapé dans son cabinet,
en souffrant horriblement. Pour tout traitement, on avait donné
quelques bains de Vichy et un peu de nitrate de potasse. J'exa-
minai le malade avec soin, et voici ce que je constatai : presque
toutes les grandes articulations étaient douloureuses, gonflées, et
le malade ne pouvait se mouvoir sans pousser des cris. Les deux
articulations tibio-tarsiennes étaient tuméfiées ; la peau était
rouge, luisante ; les veines sous-cutanées, turgescentes ; les
malléoles étaient complétement effacées. Les deux genoux étaient

énormément augmentés de volume ; le gauche était le siège d'un épanchement abondant. Les deux poignets étaient aussi très-tuméfiés, très-douloureux. La peau était sèche, d'une température très-élevée.

Je fus d'abord frappé de la *petitesse extrême du pouls;* il était *si irrégulier, si intermittent,* que je ne pus que très-difficilement compter 130 à 134 pulsations par minute. J'explorai le cœur avec un soin extrême, et je trouvai une matité sensiblement plus étendue qu'à l'état normal, avec des *battements tumultueux* qui soulevaient *violemment la poitrine* et qui contrastaient avec les caractères du pouls que je viens d'indiquer. La main ne percevait aucun frémissement vibratoire, et ne pouvait distinguer le jeu des valvules. Enfin, l'auscultation faisait entendre un tumulte tel que l'on entendait très-imparfaitement le double tic-tac *irrégulier, intermittent, voilé;* de temps en temps, vers la pointe, on distinguait un souffle rude, rapeux au premier temps. Le nombre des battements du cœur me parut plus considérable encore que celui des pulsations. La respiration se faisait parfaitement entendre dans tous les points de la poitrine. M..... me raconta alors qu'à plusieurs reprises il avait éprouvé une sensation de suffocation telle, qu'il était obligé de se mettre sur son séant et qu'il avait ressenti à différentes reprises dans la région du cœur *une griffe de fer qui le serrait;* qu'alors son visage était *pâle,* et ses pieds *tellement refroidis* que l'on ne pouvait les réchauffer.

Une fois mon examen terminé, je dis à M.... que son état réclamait des soins *sérieux, assidus,* et que sa maladie n'était pas de celles que l'on guérit avec des potions, des pommades ou des pilules; qu'il fallait bien se résigner à garder le lit et à confier momentanément le soin de ses affaires à un autre. Le malade me répondit alors que son médecin ne jugeait pas le cas si grave, et qu'il ne s'était jamais tant occupé d'*examiner sa poitrine,* dans laquelle d'ailleurs, il ne ressentait aucune douleur.

Je quittai M.... très-préoccupé, mais sans avoir formulé aucun traitement, puisque son médecin le suivait. — Le mercredi suivant, j'appris que M.... était *mort subitement* et dans les conditions suivantes dont je me fis rendre un compte fidèle. La nuit avait été fort agitée; il y avait eu des soubresauts des tendons une orthopnée telle que le malade avait été forcé de se mettre sur son séant en demandant à grands cris de l'air, et plusieurs fois il s'était plaint de cette *griffe de fer qui lui serrait le cœur*. Le lendemain matin, malgré les instances de sa femme, qui lui voyait le visage très-altéré, M.... voulut se lever pour donner quelques ordres ; il ne put arriver dans son cabinet qu'à grand'peine et appuyé sur une canne, encore fut-il plusieurs fois obligé de s'arrêter, suffoqué par *cette griffe de fer*. On entend un coup de sonnette très-fort parti du cabinet de M.... on accourt... et on le trouve étendu mort dans son fauteuil, le cordon de la sonnette roulé autour de sa main. M..., aux yeux de son médecin et de toutes les personnes de l'établissement, a succombé à une *apoplexie rhumatismale*.

Après tous les détails que je viens de donner, est-il besoin d'insister sur le diagnostic et la cause réelle de la mort ? Sans doute, ici l'autopsie n'a pas été faite, mais la physiologie pathologique et la rapidité de la mort ne peuvent se rattacher qu'à une violente endocardite avec formation de caillots. Non, on ne meurt pas de cette façon par le cerveau, à moins d'une lésion brusque qui porte sur la protubérance annulaire, et tous les praticiens savent que ces cas sont *extrêmement rares ;* d'ailleurs, on n'en a jamais rapporté un seul exemple pendant le cours d'un rhumatisme. C'est donc avec raison que l'on a dit, en parlant de l'apoplexie rhumatismale, que nous en étions réduits à de simples conjectures. En effet, les observations présentées à l'appui de cette doctrine sont très-incomplètes, et non-seulement l'anatomie, mais encore la physiologie pathologique font complétement défaut. Nous avons vu que c'était pour expliquer ces morts rapides, que l'on avait recours à cette théorie d'une apoplexie rhumatismale. Mais je viens de faire remarquer qu'à moins d'une hémorragie du mésocéphale, on ne mourait pas par les centres nerveux *brusquement*, et que, d'autre part, ce genre de mort était très-fréquent pour les cas de formation de caillots dans les cavités du cœur ; de plus, l'anatomie pathologique est venue souvent justifier les signes observés pendant la vie, ainsi que nous l'avons vu chez le malade de notre troisième observation. On n'en tirera pas cette conclusion, je pense, que je rattache toutes les morts subites aux caillots développés dans le cœur ; si c'était le moment, j'en signalerais bien d'autres causes, ici je dois seulement insister sur celle-là.

Si pour les observations que nous avons analysées on fait la part, ici du sulfate de quinine, là des excès alcooliques, dans d'autres cas, des erreurs de diagnostic qui ont eu pour résultat de rapporter à des accidents cérébraux des désordres ayant leur siége du côté du cœur, on voit que le nombre des matériaux propres à éclairer la question du rhumatisme cérébral est singulièrement réduit (1).

En effet, que reste-t-il? Quelques observations, très-rares d'ail‑

(1) J'aurais pu signaler un certain nombre d'observations dans lesquelles des accidents graves et quelquefois mortels ont été produits par d'autres médicaments que le sulfate de quinine, par le nitrate de potasse par exemple. J'ai préféré m'étendre principalement sur les effets toxiques du premier, dans les cas où ils ont été rattachés à la diathèse rhumatismale, parce que cette médication est malheureusement celle qui est le plus généralement mise en usage. Je dis malheureusement, attendu que lorsqu'elle ne produit aucun des accidents graves dont nous avons parlé, elle est impuissante à guérir la maladie qui semble se jouer d'elle en s'éternisant. J'ai rapporté ailleurs un certain nombre d'exemples dans lesquels les douleurs avaient cédé, mais l'affection du cœur avait suivi sa marche, et les pauvres malades portaient pour toute leur vie cette *flèche acérée*, qu'aucune opération ne peut extraire.

Pendant que nous soutenons que la médication quinique est malheureuse, appliquée au rhumatisme articulaire aigu, d'autres vantent ses merveilles.—On a publié, dans les numéros des 5 et 7 juin 1860 de la *Gazette des hôpitaux*, deux leçons de M. Beau sur le rhumatisme articulaire; il nie d'une façon absolue les bons effets des émissions sanguines dans les maladies inflammatoires, mais, en revanche, il proclame le sulfate de quinine le roi des antiphlogistiques. Je ne veux examiner aujourd'hui que les questions relatives à ce médicament, les autres viendront en leur temps. Lorsque le moment sera arrivé, nous ne laisserons pas passer sous silence des hérésies thérapeutiques de la nature de celle-ci : dans la diathèse inflammatoire les émissions sanguines favorisent le travail de l'inflammation en augmentant le chiffre de la fibrine ! ! — Est-ce d'une manière absolue ou relative ? Dans le rhumatisme articulaire aigu, les émissions sanguines favorisent la formation des caillots dans les cavités du cœur ! ! ! — Le sulfate de quinine peut-il les prévenir ou les combattre lorsqu'ils se développent ?

Que le lecteur ne pense pas que je force les conclusions de M. Beau, en lui faisant dire que le sulfate de quinine est un antiphlogistique par excellence; non, il est explicite, car il définit le rhumatisme articulaire aigu « *une inflammation des articulations, inflammation mobile qui se lie à un état couenneux du sang, et qui est produite par le froid.* » Il ajoute que les accidents causés par le sulfate de quinine, tels que délire, stupidité profonde, amaurose, etc., sont quelquefois *effrayants*, mais qu'habituellement ils se dissipent assez vite; et, pour qu'il ne reste aucun doute dans l'esprit, il cite l'exemple d'une jeune fille à laquelle il a donné de fortes doses de quinine, et *qui perdit l'usage de la vue pendant trois semaines !* — Chez d'autres malades, lorsque ce sel porte son action du côté des centres nerveux, ses effets, peut-être *effrayants*, se dissipent-ils toujours aussi vite? M. Beau pourrait nous raconter, à ce sujet, une foule de petites histoires qui ne seraient pas moins amusantes que celle de cet homme « qui, ayant tenu pendant quelque temps un enfant dans ses bras, le quitta brusquement; la région précordiale, qui avait été en contact avec le corps de l'enfant, était échauffée et couverte de sueurs; dans cet état, il se refroidit, et, le lendemain, il fut pris d'*endo-péricardite*, sans qu'à ce *moment* ni *plus tard* on pût observer quelque trouble du côté des articulations. J'ai observé deux ou trois faits analogues. » (Beau, *Gazette des hôpitaux,* 5 juin 1860.)

leurs, dans lesquelles on ne peut, il est vrai, faire intervenir aucune des causes signalées plus haut. Mais, en parlant des conditions étiologiques qui ont pu déterminer des accidents cérébraux,
nous avons vu déjà que M. Vigla signalait avec juste raison les

Revenons au sulfate de quinine qui guérit rhumatisme, péritonite, diathèse inflammatoire, etc. M. Beau se prend-il au sérieux? toutes ces affirmations partent-
elles d'une conviction bien profonde? Je l'avais cru, mais je suis aujourd'hui quelque peu ébranlé dans ma conviction depuis que je l'ai vu refuser une proposition
faite du haut de la tribune académique, et qui avait pour but de faire sortir ses
doctrines victorieuses d'épreuves cliniques rendues publiques; c'était bien l'occasion de renverser celles de ses adversaires. Peut-être M. Beau a-t-il pensé que la
charité lui fait un devoir de ne pas les humilier! Sans doute, ce sentiment parti-
rait d'un cœur généreux, mais il y a des circonstances où un homme n'a pas le droit
de l'être au préjudice de la science et de l'humanité : or, ici l'une et l'autre se
trouvent intéressées, et c'est là une considération qui doit primer toutes les autres.

M. Beau a peut-être oublié les circonstances auxquelles je fais allusion ; je vais
les lui rappeler. — Le lecteur se souvient de la mémorable discussion académique
sur la fièvre puerpérale; il n'a pas oublié les effets merveilleux du sulfate de quinine
signalés par M. Beau dans le traitement de la péritonite. A ce sujet, l'un des
orateurs terminait ainsi son dernier discours : « Ma tâche serait terminée, messieurs, si M. Beau, dans son dernier discours, où il a défendu les opinions émises
dans son premier sur la nature et le traitement de la fièvre puerpérale, n'avait,
en proclamant solennellement l'impuissance de la méthode antiphlogistique, dans
une maladie qui, selon lui, consiste en des phlegmasies locales et *une diathèse inflammatoire*, n'avait, dis-je, commis une de ces erreurs capitales que, dans ma position particulière, je ne pouvais m'empêcher de relever, sans être accusé de la plus
insigne, pour ne pas dire de la plus coupable faiblesse. Non, messieurs, non, il
n'est pas conforme à la vérité de dire que la méthode antiphlogistique *bien formulée, appliquée dans une juste mesure*, est impuissante contre les phlegmasies locales et la diathèse inflammatoire. Pour que M. Beau ne s'imagine pas que le mot
diathèse inflammatoire doit sonner mal à mon oreille, je commencerai par lui citer
le passage suivant écrit par moi il y a déjà vingt ans. A l'occasion du parallèle
entre l'arthrite traumatique et l'arthrite rhumatismale, après avoir dit qu'il fallait
tenir compte de *la spécialité* de la cause de cette dernière et des particularités de
son mode d'action, d'application, et expliqué par cette *donnée* la dissémination si
commune des fluxions inflammatoires, j'ajoute ce qui suit : « parce que, dans le
cas d'arthrite rhumatismale, au lieu d'une seule inflammation articulaire, vous en
trouverez dix, vingt et plus, à un degré plus ou moins prononcé; parce que, en
même temps que ces fluxions inflammatoires articulaires, *multiples, disséminées*,
vous rencontrez une péricardite, une endocardite, une pleurésie, etc. ; parce
que, en même temps encore, vous constaterez une sorte de *diathèse inflammatoire
GÉNÉRALE* comme la cause, vous nierez la nature inflammatoire de la maladie que
vous observez! »

« Je reviens maintenant à mon sujet. Depuis vingt ans passés, là-haut, dans les
salles cliniques qui sont au-dessus de vos têtes, il n'est pas d'années, il n'est pas
de mois, il n'est pas de semaines, il n'est pas de jour, où des faits authentiques ne
donnent le plus heureux et le plus éclatant démenti à tous ceux qui nient la su-
prême efficacité de la méthode antiphlogistique, telle que je viens de la caractéri-

causes morales comme les plus graves que le médecin ait à re-douter. Pour M. Bouillaud, elles ont une importance si grande au point de vue du pronostic, qu'il les considère comme les plus funestes de toutes. J'ai déjà dit que l'état du moral chez tous les

ser, contre les phlegmasies locales et la diathèse inflammatoire, ou l'état phlegma-sique général. Comme ce point si important de la thérapeutique a été débattu, il y a déjà bien des années, au sein de cette assemblée, et que je sais mieux que per-sonne à quel point cette matière est brûlante, j'ai toujours évité, et notamment dans mon premier discours, de provoquer de nouveaux débats à ce sujet. Mais je suis bien obligé de ne pas laisser sans quelques mots de réponse les provocations directes ou indirectes des autres. Je fais une proposition à M. Beau qui, dans cette question comme dans tant d'autres, semble s'être réellement complu (cela soit dit sans nulle mauvaise intention) à se poser comme mon contradicteur, à ce point que, sans exagération, je puis dire qu'il est mon *antithèse* perpétuelle, de sorte que, si la raison et la vérité se trouvent de son côté, il ne me reste plus qu'à m'humi-lier profondément et à consacrer à la pénitence la plus dure les quelques années que le ciel peut encore m'accorder. Je propose donc à mon honorable collègue M. Beau, *dans les maladies inflammatoires*, de soumettre à l'épreuve de la clini-que, *la méthode antiphlogistique telle que je l'emploie, et la méthode par le sulfate de quinine telle que la pratique et la formule M. Beau.* S'il accepte, je m'engage à lui montrer, ainsi qu'à tous ceux qui pourront être chargés de suivre l'expérience, que, dans le genre de maladie qu'il s'agit, la méthode de traitement par le sulfate de quinine comparée dans ses résultats à la méthode antiphlogistique appliquée à temps et formulée dans une juste mesure, selon les cas, est une méthode, qu'on me passe ces expressions qui ne s'adressent qu'à elle, il n'est pas besoin d'en faire la remarque à M. Beau et à l'Académie, *une méthode vraiment meurtrière et homi-cide.* Vous êtes jeune, cher collègue, il y a longtemps que j'ai cessé de l'être ; vous avez pour vous la faveur publique, et à mon grand regret, je ne l'ai pas; *vous avez tous les avantages sur moi. Néanmoins, je vous réitère ma proposition. L'acceptez-vous ?.....* » (Bouillaud. — *Bulletin de l'Académie de médecine*, séance du 29 juin 1858.)

En présence de l'honorable M. Davenne, alors directeur général de l'Assistance publique, M. Beau n'a pas accepté cette proposition bien catégorique cependant. Mais, lecteur, je vous entends me demander pourquoi ce refus, s'il est aussi con-vaincu de ses succès que M. Bouillaud l'est des siens ? Pourquoi ?... Je l'ignore ; demandez-le à M. Beau.

Pour mon compte, je suis intéressé à connaître la vérité, moi qui serais si heu-reux de pouvoir substituer à la méthode antiphlogistique, telle qu'elle a été décrite plus haut, quelques potions ou quelques pilules capables de guérir le rhumatisme ! Combien le rôle du médecin serait plus commode ! Que M. Beau me permette donc de lui adresser la question suivante : Pouvez-vous affirmer qu'avec le sulfate de quinine, vous guérissez les malades atteints de *rhumatismes articulaires aigus, graves et généralisés*, avec coïncidence de péricardite, d'endocardite ou d'endo-péricardite, puisque ces deux maladies coexistent si souvent, comme vous le dites avec raison?— Mais avant, tâchons de bien nous comprendre. J'entends par *guéri-son*, non-seulement la cessation des douleurs et l'abaissement momentané du pouls, mais encore la disparition complète de la fièvre, celle des lésions articulaires et malades est une considération d'une extrême importance dans le cours des maladies aiguës; mais se rattache-t-il plus spéciale-ment au rhumatisme articulaire qu'à la pneumonie, à l'éry-sipèle, à la fièvre typhoïde, etc., etc.? Certains auteurs sou-

viscérales. — Si vous êtes certain de *guérir* dans ces conditions-là, il y a de votre *conscience* et de votre *devoir*, de mettre vos doctrines à l'épreuve qui vous a été proposée, puisqu'il s'agit, d'une part, de faire triompher la vérité scientifique, et de l'autre, de détruire l'erreur.

Eh bien, cette proposition qui vous a été faite du haut de la tribune académi-que, je suis autorisé à vous la renouveler ici pour le rhumatisme articulaire aigu; l'acceptez-vous, monsieur Beau?...

J'ai été pendant un an dans celui des services de la Charité où la médication quinique est employée le plus largement, j'ai recueilli *toutes* les observations d'ar-thrites rhumatismales, et pas UNE SEULE FOIS, je n'ai vu le sulfate de quinine enrayer la marche d'une endocardite ou d'une péricardite. D'autres que moi ont constaté les mêmes résultats négatifs; et, afin de ne pas être suspect de partialité, je vais aller chercher des preuves chez un homme dont je suis loin de partager toutes les idées. Ces résultats sont publiés dans un recueil que M. Beau doit con-naître. — Le tome II du *Journal de médecine* renferme un mémoire de M. Mon-neret sur le traitement du rhumatisme aigu par le sulfate de quinine, il le termine en disant : « Des faits qui précèdent, et qui ont été soigneusement analysés, je crois qu'il m'est permis de tirer les conclusions suivantes :

1° Le sulfate de quinine exerce une action incontestable sur les symptômes lo-caux du rhumatisme, et spécialement sur la douleur ;

2° Dans un très-petit nombre de cas, cette action est durable et efficace ; le plus ordinairement, il ne guérit le rhumatisme ni plus sûrement ni plus vite que bien d'autres médications proposées ;

3° *Il ne prévient en aucune manière le développement de la phlegmasie de la séreuse qui tapisse le cœur; peut-être même y expose-t-il davantage les sujets ;*

4° *Il ne jouit d'aucune propriété antiphlogistique évidente, et ne ralentit point la circulation ;*

5° S'il parait produire ces effets, c'est parce que les douleurs rhumatismales cessent momentanément sous l'empire de la perturbation profonde qu'il cause dans tout le système nerveux, et parce que la sensibilité est trop troublée pour que les malades puissent sentir leurs douleurs ;

6° Il détermine un empoisonnement tout spécial qui donne lieu à trois ordres de phénomènes très-distincts, et qui se montrent à des époques différentes : 1° les plus constants, et les premiers dans l'ordre d'apparition, sont les troubles nerveux ; 2° les seconds appartiennent à l'irritation gastro-intestinale ; 3° les derniers consti-tuent un état général fort grave que l'on peut appeler état typhique. »

Est-ce en produisant l'ensemble de ces phénomènes que M. Beau guérit ses rhumatisants avec le sulfate de quinine? La meilleure réponse serait celle faite au lit du malade, en plaçant les pièces justificatives sous les yeux du médecin.

Chez le malade qui a été l'objet de sa leçon, M. Beau vante les bons effets du sulfate de quinine, en tant que s'adressant à l'élément douleur, mais il ne dit pas un mot des coïncidences du côté du cœur. Il est cependant impossible de passer cette question sous silence, dans l'histoire du rhumatisme articulaire, surtout lorsqu'il s'agit de traitement. Il importe non-seulement de savoir à l'aide de quels signes tiennent que oui; ils se sont contentés d'affirmer sans rien prouver.

Si les accidents cérébraux sont des *coïncidences* au même titre que la péricardite, l'endocardite, c'est-à-dire obéissant à l'influence de la même cause que le rhumatisme, nous devons, dans quelques cas au moins, les voir se comporter comme ces dernières. Recherchons s'il en est ainsi; et pour cela, il faut en appeler aux études cliniques, car les questions de la nature de celles-ci ne peuvent être vidées à l'ombre du cabinet.

Que se passe-t-il donc chez presque tous les malades atteints d'un violent rhumatisme articulaire aigu généralisé, avant qu'au-

une maladie peut être reconnue, il faut encore mentionner le résultat thérapeutique.

Si le sulfate de quinine est impuissant à guérir la phlegmasie de la séreuse qui tapisse le cœur, vous n'êtes pas en droit de vanter ses bons effets dans le traitement d'une maladie dont cette lésion est la compagne si fréquente. Ce médicament guérit-il, oui ou non, la péricardite, l'endocardite? Si votre réponse est affirmative, pourquoi reculer devant un débat public duquel vos doctrines sortiront triomphantes? Si au contraire, comme je l'ai toujours vu, le sulfate de quinine n'a qu'une *action durable et efficace dans un très-petit nombre de cas*, sur les symptômes locaux seulement, convenez donc qu'il ne fait que *masquer* la maladie. La phlegmasie de la séreuse du cœur, de votre avis, est de même nature que celle des articulations; si le sulfate de quinine agit efficacement sur la seconde, pourquoi n'aurait-il pas la même action sur la première? Pourquoi? C'est que pour la péricardite et l'endocardite il n'y a pas de douleur à calmer, ces deux affections poursuivent leur marche dans le silence physiologique le plus absolu — silence pour les malades bien entendu, et non pour le médecin qui sait les reconnaître.

Si votre médication quinique ne peut être employée que lorsque le rhumatisme affecte exclusivement la séreuse articulaire, nous rentrons alors dans la catégorie des cas *légers* et *moyens*, et ici vous vous mettez aussi à votre aise que lorsqu'il était question de péritonites guéries par le sulfate de quinine; vous comptiez vos grands succès avec les cas de péritonites *partielles*, sous-*ombilicales*; les cas graves, compliqués, vous n'en vouliez pas, et vous ne pouvez avoir oublié la spirituelle comparaison de M. Trousseau. Si donc vous ne guérissez le rhumatisme qu'en *tant que lésion articulaire*, vous ne faites pas plus avec votre sulfate de quinine que ne ferait tel ou tel médecin avec la simple expectation; et, au bout d'un certain temps, les douleurs disparaissent, — *lorsqu'elles disparaissent* — non à *cause*, mais *malgré* votre médicament. Il serait facile encore de *démontrer* combien, dans ces cas *moyens*, la méthode antiphlogistique est supérieure à tant d'autres, vantées hier et aujourd'hui abandonnées!

Soutenir que le sulfate de quinine est un antiphlogistique, n'est d'ailleurs pas plus étrange que de considérer la digitale comme un *tonique spécial du cœur*; c'est-à-dire le *quinquina du cœur*!! Quand on examine avec soin les doctrines de M. Beau, et que l'on veut essayer de les mettre à l'épreuve au lit du malade, on est d'abord saisi d'étonnement, mais bientôt on arrive à ne plus être surpris de rien.

cun traitement ait été commencé, c'est-à-dire lorsque la maladie est abandonnée à elle-même ? — Lorsqu'il y a une coïncidence de péricardite, d'endocardite, ces affections isolées ou réunies apparaissent *neuf fois sur dix*, en même temps que les lésions articulaires ; elles *coïncident* avec elles. Rien ne doit nous surprendre, puisque nous savons que le cœur est une véritable *articulation* au point de vue de ses éléments anatomiques ; pour que celle-ci se prenne, il y a donc autant de chances que pour l'articulation tibio-tarsienne ou fémoro-tibiale, par exemple.

Lorsque chez un rhumatisant on constate des accidents cérébraux, ceux-ci apparaissent-ils, quelquefois au moins, dans les mêmes conditions, c'est-à-dire en même temps que la lésion articulaire ? — Déjà j'ai eu l'occasion de faire remarquer que dans ce travail je n'ai pu analyser tous les documents publiés sous le titre de rhumatisme cérébral, aussi ai-je dû me contenter de le faire pour les principaux. Je ne me suis pas dispensé cependant d'examiner et de relire plusieurs fois avec un soin extrême *toutes les observations*, et, dans *aucun cas*, les accidents n'ont apparu dès le début de la maladie, en même temps que la lésion articulaire, comme nous le voyons si fréquemment pour les membranes séro-fibreuses du cœur. Cette différence a une importance capitale, car, si les méninges ont avec les synoviales la même solidarité pathologique que le péricarde et l'endocarde, pourquoi, dans quelques cas au moins, ne se comportent-elles pas comme ces dernières? J'appelle l'attention du lecteur sur ce point. Qu'il relise tous ces faits, et surtout ceux rapportés par M. Bouillaud, il verra que le délire a toujours éclaté à une époque plus ou moins éloignée du début de la maladie, nouvelle raison de penser que dans l'immense majorité des cas, sans des causes étrangères au rhumatisme, lesquelles échappent quelquefois, il n'aurait peut-être pas apparu. Mais, veut-on absolument que ce soit la diathèse rhumatismale qui rende *imminentes ces déterminations morbides?* Il n'en restera pas moins démontré qu'elles sont *rares, très-rares*, si l'on a soin d'écarter les causes étrangères à la maladie, et alors toutes les raisons que j'ai exposées contre l'emploi du sulfate de quinine n'auront que plus de valeur, et ceux qui le préconisent ne seront que plus inconséquents avec eux-mêmes.

On a dit : « Depuis les belles recherches de M. Bouillaud, il est admis par tous les hommes impartiaux que la cause rhuma-

tismale frappe souvent le cœur, et que dans le cours d'un rhumatisme articulaire aigu, généralisé et fébrile, l'endo-péricardite
est la règle ; pourquoi dès lors ne pas reconnaître que les
accidents cérébraux, beaucoup plus exceptionnels à la vérité, se
produisent de la même manière ? » — Je conviens que c'est
là une induction qui ne peut manquer de frapper l'esprit, mais
dans les sciences d'observation, il faut se méfier des *a priori*, qui
ne doivent être acceptés qu'à titre d'hypothèses ; capables dans
un certain nombre de cas de faire entrevoir des vérités, cependant elles ne peuvent jamais être considérées comme telles que
lorsque l'expérience les a confirmées. Sans doute, il ne serait pas
plus difficile à mon esprit de comprendre la solidarité pathologique qui pourrait exister entre les synoviales articulaires et les
méninges que d'accepter celle qui est démontrée entre les premières et les membranes séreuses du cœur ; mais cela ne suffit
pas pour que les choses soient ainsi, il faut que j'en appelle à
l'expérience clinique. Or, que me montre-t-elle ? C'est que toutes
les séreuses ne se comportent pas de la même façon par rapport
au rhumatisme. Le péritoine est bien une membrane séreuse, et
cependant les cas de péritonites *coïncidant* avec un rhumatisme
articulaire aigu sont tellement rares que je ne connais guère
que celui rapporté dans la clinique de M. le professeur Andral.
En supposant bien démontrés ceux publiés sous le nom de *rhumatisme cérébral,* on est au moins forcé de convenir qu'ils sont
l'exception et *l'exception très-rare* par rapport à ceux de péricardite et d'endocartite. Or, cette différence de fréquence constitue déjà une affinité moins grande, — et j'entends par affinité
surtout une modalité différente, — et nous permet de dire qu'il
ne suffit pas que deux tissus soient congénères pour qu'ils
se comportent de la même façon par rapport à une maladie
donnée.

Quoi qu'il en soit, si du nombre des observations rapportées
par les auteurs pour édifier la doctrine du rhumatisme cérébral,
on vient à défalquer celles dans lesquelles il est impossible de
ne pas rattacher les accidents à une cause étrangère à la maladie, nous voyons leur chiffre singulièrement réduit. Mais, au
moins, est-on en mesure, dès à présent, d'entreprendre l'histoire
complète de cette nouvelle localisation, comme on l'a appelée ?
Je ne le crois pas, de nouveaux matériaux doivent être recher-
chés avec discernement, afin de n'opérer que sur des éléments
homogènes, car le clinicien ne peut jamais oublier cette judi-

cieuse pensée de Gaubius : *Melius est sistere gradum quam progredi per tenebras.*

M. Bouillaud a rapporté dans sa lettre, outre des observations fort curieuses de méningites cérébrales, deux cas d'affection de la moelle épinière de nature rhumatismale, et qui présentent un grand intérêt. Le premier nous fournit un exemple de maladie grave de la moelle et de ses enveloppes assez rapidement guérie par un traitement antiphlogistique formulé, et le second nous fait connaître des lésions anatomiques décrites avec un grand soin. Nous venons de voir que pour les accidents cérébraux, dans *aucun cas* on ne les a vus apparaître dès le début de l'arthrite rhumatismale, ici les choses se passent d'une manière toute différente. Chez le premier malade, les symptômes du côté de la moelle ont *précédé* la lésion articulaire; chez le second, l'affection de la colonne vertébrale avec lésion de la moelle a *coïncidé* avec le rhumatisme de l'épaule. Enfin, dans son *Traité clinique des maladies du cœur*, M. Bouillaud a déjà mentionné un cas de rhumatisme des membranes de la moelle, *coïncidant* avec une péricardite qui fut constatée par l'autopsie.

J'ai hâte d'en finir avec le rhumatisme cérébral, mais je ne puis cependant laisser passer, sans un examen sérieux, les propositions de M. Bourdon; elles soulèvent toutes les questions relatives au rhumatisme articulaire aigu, depuis ses causes et sa nature, jusqu'à son traitement. Après tout ce qui a été dit et démontré à l'endroit de cette grave maladie, grave surtout si l'on tient compte de désordres viscéraux, et notamment de ceux qui retentissent du côté du cœur, M. Bourdon en est aujourd'hui encore à se demander si elle doit être abandonnée à elle-même! En effet, cette médication *douce* dont il parle, est-ce autre chose que de l'expectation? Que de rhumatisants passent pour guéris, lorsque la lésion articulaire a disparu! Mais que l'examen soit poussé un peu plus loin, que le clinicien scrute avec soin chaque organe suivant le conseil de Corvisart, et bientôt il rencontrera des maladies chroniques organiques qui se seront développées sans avoir été le plus souvent soupçonnées!

Afin que le lecteur puisse juger en toute connaissance, je vais remettre sous ses yeux les propositions que M. Bourdon a formulées au sein même de la Société médicale des hôpitaux, et qui sont conçues dans les termes suivants :

« 1° Si, comme cela paraît ressortir d'un grand nombre de faits, tout ce qui affaiblit outre mesure le rhumatisant, ou trouble un peu violemment son système nerveux, prédispose aux accidents cérébraux, ne doit-on pas redouter dans le traitement du rhumatisme les *émissions sanguines considérables et répétées, et les effets déprimants de certains médicaments, comme la vératrine ou le sulfate de quinine à dose un peu élevée ?*

« 2° Ces derniers moyens, en faisant cesser trop brusquement la douleur et la fluxion des articulations, n'agissent-ils pas à la façon du froid et des applications locales, des répercussifs ou du chloroforme, et ne facilitent-ils pas l'envahissement des organes intérieurs ?

« 3° Sans oser accuser le sulfate de quinine administré à dose non toxique d'avoir produit directement les accidents dont il est question, ce qui serait assez difficile à croire, puisque les malades qui les ont éprouvés n'ont pas présenté les phénomènes particuliers de l'intoxication quinique, ne peut-on pas se demander s'il n'y a pas prédisposé en agissant comme nous venons de le dire, et peut-être en congestionnant le cerveau?

« Quoi qu'il en soit, on comprendra, ajoute l'auteur, qu'avec ces idées, nous soyons très-partisan des *médications douces non perturbatrices* dans le rhumatisme articulaire aigu. »

On le voit, il y a en dépit de nous une logique à laquelle nous obéissons irrésistiblement; une fois un principe admis, les conséquences découlent d'elles-mêmes; elles peuvent être légitimes, quoique fausses, si le principe d'où elles émanent est faux. M. Bourdon est un adepte de la *spécificité* du rhumatisme; aussi existe-t-il, entre ses doctrines et sa thérapeutique, une étroite solidarité.

Il nous dit qu'il est partisan des médications *douces* non *perturbatrices* dans le traitement du rhumatisme articulaire aigu ; — il aurait pu ajouter de toutes les maladies, sans crainte d'être contredit , car quel médecin a jamais conseillé une médication *perturbatrice* dans l'acception rigoureuse du mot? Il est regrettable, d'ailleurs, que M. Bourdon ne se serve pas d'expressions claires, bien définies, au lieu d'avoir sans cesse sous sa plume des mots qui prêtent à toutes les interprétations. En effet, que faut-il entendre par une médication *douce ?* J'avais toujours cru que l'on appelait ainsi celle qui guérit, et non celle qui abandonne la maladie à elle-même.

En parlant des causes capables d'engendrer des manifestations cérébrales, M. Bourdon met sur la même ligne les saignées *considérables* et *répétées* , et les doses un *peu élevées* de vératrine, de sulfate de quinine. — Quel sens attacher à ces expressions saignées *considérables et répétées?* Certains médecins font des saignées locales ou générales de quelques onces seulement; d'autres, de quatre à cinq cents grammes, et ces derniers, aux yeux de ceux qui préconisent les *médications douces,* doivent être considérés comme de grands perturbateurs ! Mais une semblable accusation ne peut être faite sans preuves à l'appui. M. Bourdon s'est-il donné la peine de les exposer et d'indiquer à quelle source il les a puisées? C'est ce que nous allons voir.

Sydenham, Cullen, Pringle, Huxam, Stoll, ont employé les saignées dans le traitement du rhumatisme articulaire aigu. Je n'ai pas besoin de remettre sous les yeux du lecteur la méthode si connue du premier ; il se souvient que l'illustre praticien de Londres nous a laissé une description complète de son traitement antiphlogistique. Sydenham indique les doses et le nombre des saignées qui *étaient répétées* , et nulle part , dans son livre , il ne mentionne des accidents cérébraux déterminés par cette médication. Mais , dira-t-on , ne l'a-t-il pas un moment abandonnée? Que ceux qui désirent être fixés à ce sujet relisent sa lettre à Robert Brady.— Les autres auteurs que nous avons cités ont saigné leurs rhumatisants, en suivant à peu près les règles indiquées par Sydenham, et aucun d'eux ne parle de ces perturbations qui auraient amené des manifestations cérébrales. Ce n'est donc pas chez les anciens que M. Bourdon est allé chercher la preuve de ses allégations, car il aurait vu qu'ils vantent, au contraire, les bons effets des émissions sanguines.

Les auteurs modernes vont-ils nous montrer des exemples nombreux de rhumatisants pris de délire provoqué par des *émissions sanguines considérables et répétées ?* — Nous savons déjà que Chomel garde un silence presque complet à l'endroit du rhumatisme cérébral ; il est vrai qu'il ne soumettait pas souvent ses malades à un traitement antiphlogistique bien actif. Mais il y a un ouvrage que M. Bourdon connaît peut-être, et qui renferme un nombre considérable d'observations recueillies avec un soin extrême, dans lesquelles on voit les émissions sanguines non *considérables,* — expression peu scientifique, — *mais formulées,* indiquées avec une grande exactitude, au point de vue de la quantité du sang retiré par chaque saignée, du nombre de ces saignées, et de l'espace dans lequel elles ont été faites. Le livre

de M. Bouillaud pouvait donc fournir à M. Bourdon un vaste
champ d'observations, et il aurait dû nous montrer les exemples
d'accidents cérébraux provoqués par les émissions sanguines,
puisqu'elles sont la base du traitement : elles sont employées à
la Charité à des doses plus considérables que par Sydenham, et
surtout à *des intervalles plus rapprochés*. Dans l'ouvrage dont
je viens de parler, pour les cas très-graves, on a quelquefois
retiré jusqu'à quatre livres de sang dans l'espace du premier au
cinquième jour, et chez la plupart des malades, la moitié du sang
qu'ils ont perdu a été soustrait dans les vingt-quatre premières
heures du traitement.

Le *Traité clinique du rhumatisme* renferme cent vingt-
sept observations toutes assez détaillées pour qu'aucun doute
ne reste dans l'esprit ; la méthode antiphlogistique a été employée d'après une formule que M. Bourdon ne peut ignorer, lui
qui a dû étudier les effets des émissions sanguines dans le traitement du rhumatisme, comparées à ceux du sulfate de quinine et
de la vératrine, et qui déclare que tout ce qu'il avance *ressort
d'un grand nombre de faits*. Mais, cependant, le lecteur sait
déjà à quoi s'en tenir sur le degré de fréquence des accidents cérébraux rapportés dans cet ouvrage ; il se souvient que M. Bouillaud, après avoir dit qu'il a vu quelques cas de graves affections
des membranes de la moelle épinière ayant coexisté avec un
rhumatisme articulaire, ajoute : « Pour moi, depuis sept à huit
ans, je n'ai rencontré ni à l'hôpital, ni en ville, *aucun cas de
cette redoutable coïncidence de méningite cérébrale avec
un rhumatisme articulaire aigu.* »

Depuis la publication de sa monographie, M. Bouillaud nous a
fait connaître dans sa lettre les quelques cas *très-rares* qu'il a
rencontrés ; et, pour ne parler que de ceux observés dans les
salles de clinique de la Charité, je rappellerai ses propres paroles :
« SUR QUINZE CENTS CAS AU MOINS de cette maladie que j'ai observés dans mon service clinique depuis environ VINGT-HUIT ANS, il
ne s'en est trouvé que QUATRE ou CINQ dans lesquels soient survenus les accidents caractéristiques d'une méningite. *En admettant* que dans ces cas elle ait existé au même titre que la péricardite et l'endocardite, je formulerai la loi de sa coïncidence
en renversant les termes de la loi relative à la coïncidence de la
péricardite et de l'endocardite. »

Que faut-il conclure de cette contradiction entre les paroles
de M. Bourdon et les faits rapportés par M. Bouillaud ? C'est

que le premier a élaboré ses théories à l'ombre du cabinet, au
lieu de se placer sur le terrain de l'observation clinique, en ci-
tant des faits à l'appui de ses doctrines , et qu'il a oublié cette
sage pensée de Stoll, que « pour bien connaître les choses, il
importe de ne s'en pas laisser imposer par *l'écorce*, mais de
scruter profondément leur nature. »

— Lorsque M. Bourdon parle des effets déprimants du sulfate de
quinine à des doses *un peu élevées*, nous nous trouvons toujours
en face des mêmes expressions vagues, mal définies. Les doses
très-ordinaires de certains médecins sont des doses très-élevées
pour d'autres. En effet, nous avons vu M. Vigla prétendre que
deux grammes de ce sel étaient incapables de produire des accidents cérébraux, et cependant M. Bourdon nous a fait connaître
un cas dans lequel soixante centigrammes du même médicament
avaient amené des bourdonnements d'oreilles, du vertige et du
subdelirium. L'appréciation de la dose varie donc suivant les
observateurs. A cette occasion, je ne puis m'empêcher de faire
remarquer que M. Bourdon se trouve en opposition avec lui-
même. — Nous avons vu qu'au sujet du malade mort dans le service de M. Fouquier d'accidents cérébraux, pendant le cours
d'un rhumatisme articulaire aigu, et traité par le sulfate de quinine, nous avons vu, dis-je, que M. Bourdon, pour excuser ce
médicament, déclare que « la dose de un gramme est trop minime pour produire de si énormes désordres. » Quelques années après, il a cependant rapporté l'exemple d'un malade qui,
sous l'influence d'une *dose moitié moindre*, a présenté tous les
symptômes de l'intoxication quinique, et il a fait cette judicieuse
réflexion : « En voyant une pareille susceptibilité, on peut se demander ce qui serait advenu si, au lieu de commencer par
soixante centigrammes, on avait débuté par deux grammes,
c'est-à-dire par une dose trois fois plus forte. » — On est aussi
en droit de se demander si le malade de M. Bourdon, chef de
clinique du professeur Fouquier, n'a pas quelques traits de
ressemblance avec celui dont il vient d'être question, et alors
pourquoi nier qu'un gramme soit incapable d'amener des accidents cérébraux ?

M. Bourdon a eu raison de signaler le danger des doses élevées de sulfate de quinine dans le traitement du rhumatisme ;
moi-même, j'ai suffisamment insisté sur les désordres graves,
souvent mortels, qu'elles déterminent. Mais il n'était pas fondé
à placer sur la même ligne les effets des émissions sanguines, je

parle de celles faites à doses déterminées, et non, bien entendu, des saignées qui auraient été employées concurremment
avec le sulfate de quinine ou la vératrine, par exemple. Con-
naissant d'une part les effets des saignées, d'autre part ceux du
sulfate de quinine, il serait facile de rendre à chacune de ces
médications ce qui lui revient de droit.

C'est dans sa seconde proposition que M. Bourdon agite les
plus graves questions relatives au rhumatisme. Selon lui, il ne
faut pas faire cesser trop subitement la douleur et la fluxion des
articulations, dans la crainte de favoriser l'envahissement des
organes intérieurs ; — donc, il faut que'la douleur et la fluxion
s'épuisent sur les articulations !

Pour bien juger la pensée d'un auteur, il faut essayer de se
placer à son point de vue, et nous savons déjà que celui de
M. Bourdon est la *spécificité*. Pour ceux qui défendent cette
doctrine, le rhumatisme articulaire est congénère de toutes les
autres affections spécifiques : rougeole, variole, scarlatine ; dès
lors, il faut se comporter avec lui comme avec ces dernières.
Mais personne, que je sache, n'a institué de médication contre
l'une ou l'autre de ces trois affections ; que fait chacun de nous,
en présence d'un malade atteint de rougeole, de variole, de scarlatine ? Il laisse marcher l'éruption, et ne cherche même pas
à lui opposer une médication *douce*. Pourquoi donc M. Bourdon
veut-il en instituer une contre le rhumatisme? Pense-t-il que le
sulfate de quinine ou la vératrine sont des *spécifiques* de cette
maladie? Il me semble que les partisans *de la spécificité* de-
vraient agir avec un rhumatisant comme ils le font avec un
sujet atteint de rougeole ou de variole ; non-seulement ils se
gardent de modérer le travail qui se fait du côté de la peau,
mais ils le favorisent, et ils savent combien il est dangereux de
le voir s'arrêter avant que son évolution soit terminée. Si donc
le rhumatisme est une maladie spécifique au même titre que
celles dont nous venons de parler, il faut être logique, consé-
quent avec soi-même, et abandonner à la nature le soin de guérir ; dans le cas contraire, il est urgent de lui opposer, non une
médication *douce*, mais une médication curative, c'est-à-dire
celle qui empêche la maladie de durer *plusieurs mois, même
plusieurs années, et quelquefois toute la vie*, comme le dit
Sydenham.

Nous avons besoin d'examiner de près la valeur de ces paroles :
Les moyens qui font cesser trop subitement la douleur, fa-

cilitent l'envahissement des organes intérieurs. Quels
moyens? Les uns *masquent* seulement la douleur qui n'est d'ailleurs, dans l'arthrite rhumatismale, qu'une chose secondaire au
point de vue de la gravité, puisque déjà nous avons vu que,
dans la péricardite, l'endocardite, l'élément douleur fait complétement défaut; d'autres, au contraire, font disparaître la
douleur et la fluxion articulaires, sans que l'on ait à redouter
l'envahissement des organes intérieurs, et notamment l'apparition de désordres cérébraux.

Le sulfate de quinine n'est pas sans effet chez les rhumatisants; il a une action bien marquée sur le système nerveux, et
je suis, sur ce point, d'accord avec tous les observateurs; je n'ai
pas pour le moment à m'occuper de ses autres propriétés. Il
exerce une action incontestable sur le symptôme douleur; il
masque donc momentanément la maladie, pour ceux qui la
considèrent comme principalement représentée par cet élément.
Que la dose de ce médicament soit portée un peu plus loin, à 2
ou 3 grammes, par exemple, ou que, chez certains sujets prédis-
posés, comme nous en avons vus, 50, 60 centigrammes amènent
des phénomènes cérébraux, et qu'en même temps la douleur
disparaisse, on ne manquera pas de soutenir que le travail morbide du côté des jointures a rétrocédé vers les centres nerveux,
et que le délire est un effet de la cessation des phénomènes articulaires. Cette explication sera-t-elle conforme à ce que nous
enseignent les faits? Non, sans doute, puisque chez certains
autres malades, nous voyons les manifestations cérébrales apparaître, la douleur et la fluxion étant les mêmes. Il y a donc
là des effets simultanés et non successifs, supplémentaires d'une
même cause; nous en aurons la démonstration lorsque nous
saurons que tous les *moyens* qui arrêtent la fluxion et la douleur du côté des articulations ne favorisent pas l'envahissement
des organes intérieurs.

Chez les malades dont j'ai rapporté les observations dans ce
travail, la guérison a été obtenue vers la fin du premier septenaire dans quelques cas, vers le milieu du second dans d'autres,
et cela sous l'influence d'une médication sur laquelle j'aurai
longuement à revenir plus bas, mais qui s'adresse également à
l'état local et à l'état général. Tous les malades ont été examinés avec un soin extrême le jour même de leur entrée, en
étudiant avec une égale attention les lésions articulaires et celles
des viscères. Chaque jour, matin et soir, les moyens employés

ont été consignés, et à côté d'eux, la marche de l'affection.

Nous avons vu que, sous l'influence des émissions sanguines appropriées à chaque cas, l'état général marchait parallèlement avec l'état local des jointures et des viscères ; mais *jamais* il ne m'a été donné de constater soit une péricardite, soit une endocardite, soit des manifestations cérébrales que l'on ait pu rapporter à la cessation de la fluxion articulaire. Sans doute, les faits que j'ai fait connaître seraient à eux seuls incapables de bien fixer ce point de physiologie pathologique, mais ils sont conformes à tous ceux consignés dans le livre de M. Bouillaud, ils sont conformes à ce que je constate depuis plus de dix ans, et d'ailleurs je rappellerai encore une fois que sur plus de *quinze cents cas* de rhumatismes articulaires observés depuis vingt-huit ans dans les salles de clinique de la Charité, on a noté *quatre à cinq cas* seulement de méningite. Or, si la proposition de M. Bourdon était vraie, c'est-à-dire si *tous les moyens* qui font rapidement cesser la fluxion articulaire prédisposaient à l'envahissement des organes intérieurs, on devrait l'observer fréquemment quand on soumet les malades à une médication qui les délivre de leurs lésions articulaires en huit, dix ou douze jours. — J'ai besoin d'ajouter qu'au bout de ce temps la maladie tout entière est guérie.

Je n'ai pas à revenir ici sur la troisième proposition de M. Bourdon, dans laquelle il examine s'il y a ou non des circonstances atténuantes en faveur du sulfate de quinine ; je me suis longuement étendu sur ce point. J'ajouterai seulement que, si ce médicament prédispose les malades aux manifestations cérébrales en congestionnant le cerveau, c'est, entre beaucoup d'autres, ce me semble, une grave raison qui devrait le faire proscrire.

Je veux que M. Bourdon sache bien que mes attaques s'adressent à ses doctrines et non à sa personne honorée de tous. Les doctrines, je les ai discutées sans passions comme sans préoccupations d'aucune espèce, ne voulant pas imiter l'exemple de certains médecins qui avaient intérêt à comprendre dans leurs polémiques celles que je défends, et ceux qui en sont les représentants ; la science n'a rien à gagner à des tournois où les personnes sont bien plus en jeu que la vérité. Qu'au lieu d'examiner tel point de la question dans une simple conversation, M. Bourdon et moi, nous soyons transportés ensemble sur le terrain de la clinique, je suis fermement convaincu que bien des dissidences cesseraient, que peut-être, même, nous tombe-

rions d'accord sur le fond des choses qui nous divisent ici. En
effet, M. Bourdon ne me disait-il pas : Lorsque, dans le cours
d'un rhumatisme articulaire aigu, je rencontre soit une *péricardite*, soit une *endocardite*, je ne me contente plus du sulfate de
quinine, je fais intervenir vésicatoires et ventouses ; — je doute
que ces seuls moyens suffisent pour les cas très-graves, mais ce
n'est pas le moment d'entrer ici dans tous les détails de cette
question sur laquelle j'aurai longuement à revenir dans une autre
partie de mon travail. — Alors, vous réduisez l'action du sulfate
de quinine à la seule lésion articulaire que vous ne trouvez
donc pas de même nature que celle du cœur? Mais pourquoi?
En quoi diffère-t-elle, puisque, d'une part, elle est engendrée
par la même cause, et que, d'autre part, elle porte sur des tissus
homologues? Ne vous souvenez-vous pas que vous me disiez :
le cœur est une véritable articulation? La lésion qui frappe
celle-là ne peut, dès lors, être d'une autre nature que celle qui
frappe les autres.

Quoi qu'il en soit, si j'ai bien compris vos paroles, vous réser-
vez le sulfate de quinine pour les cas où il n'existe aucune coïncidence du côté du cœur; mais ils appartiennent à la catégorie
des cas légers et moyens, puisque nous savons déjà, vous et
moi, que, pour ceux qui sont très-graves, l'inflammation de la
membrane séro-fibreuse du cœur est *la règle*, c'est-à-dire
existe huit ou neuf fois sur dix.

Je ne vois pas grand avantage, mais je ne vois pas grand in-
convénient — et c'est déjà beaucoup — à donner du sulfate de
quinine à la dose de 50 à 60 centigrammes à des malades atteints
de rhumatismes légers ou moyens, puisque vous reconnaissez
que, pour les cas graves, cette médication est insuffisante, incapable d'enrayer la marche des phénomènes les plus graves, de
ceux enfin qui, dans un avenir plus ou moins lointain, laisse-
raient aux pauvres malades ce *javelot* lancé par une main per-
fide qui vous est bien connue.

Laissez-moi vous dire en terminant, cher confrère, combien
je serais fier si quelques-uns de mes articles pouvaient exciter...
votre curiosité seulement, au point de me valoir une bonne
causerie comme celle de l'autre jour; pour vous, ce serait peut-
être un temps que vous pourriez plus fructueusement employer,
pour moi, ce serait une bonne fortune dont je me réjouirais.

— Au commencement de ce chapitre, consacré à l'examen
des questions relatives aux manifestations cérébrales pendant le

11

cours du rhumatisme articulaire, et lorsqu'il s'est agi de rechercher la fréquence de ces graves accidents, j'ai fait remarquer
que, d'après M. Vigla lui-même, pour établir la proportion de
la mortalité dans cette maladie, il suffisait de connaître celle
des troubles cérébraux. Or, je crois avoir déjà suffisamment démontré que leur fréquence n'est pas la même, quel que soit le
traitement auquel les malades sont soumis; donc, je suis autorisé à repousser cette objection de quelques médecins qui
prétendent que le rhumatisme articulaire n'est pas devenu plus
mortel, depuis que la médication quinique est introduite dans la
pratique médicale; le lecteur sait déjà à quoi s'en tenir. Mais
n'a-t-on pas soutenu d'ailleurs que tous les traitements préco-
nisés étaient également bons? Est-il, en effet, possible de comprendre que les médications les plus différentes puissent concourir à un même but?

Je sais bien que si l'on ouvre tel ouvrage de thérapeutique,
on voit le sulfate de quinine vanté outre mesure dans telle
affection, et, quelques pages plus loin, il est dit que la belladone, par exemple, fait merveille en pareil cas! Je sais bien
aussi que chaque jour, on exalte les propriétés de tel ou tel
médicament dans les maladies les plus dissemblables, et ce que
je sais surtout, ce sont les effets pernicieux de semblables hérésies
sur l'esprit d'une jeunesse trop crédule qu'il serait utile de remettre sur la voie désertée de l'expérience et de l'observation.
On n'a que l'embarras du choix quand on veut trouver un médicament qui soit vanté comme une panacée universelle. Certes l'iode et toutes ses préparations rendent d'immenses services dans plusieurs maladies; aujourd'hui elles sont adminis-
trées non-seulement à titre d'anti-goîtreux, d'anti-scrofuleux,
mais encore dans la dyssenterie, la diphthérite, etc. Puis on est
surpris de voir ce médicament échouer dans beaucoup de cas;
faut-il s'en prendre à lui ou à ceux qui l'emploient? Certains
illuminés n'ont-ils pas annoncé à grands renforts d'articles de
journaux qu'avec une couche de *collodion* ils guérissaient des
érysipèles, des péritonites!! Enfin, pour ne pas sortir de notre
sujet, quelle étrange application n'a-t-on pas faite du quinquina,
surtout de la quinine? Ce médicament donne des résultats si merveilleux quand il est administré contre les affections périodiques,
que l'on a pu dire de lui qu'il était le roi des anti-périodiques;
ne veut-on pas en faire aussi celui des anti-phlogistiques? Ainsi
donc, on ne se contente plus de le donner dans les fièvres inter-

mittentes ; tels médecins prétendent guérir également bien avec lui et la péritonite, et le rhumatisme articulaire aigu, et la fièvre typhoïde ; il ne faut pas désespérer de le voir préconiser dans le traitement de la pneumonie ou de l'angine ! Entre ces maladies, et la péritonite, le rhumatisme, il y a bien, en effet, quelques liens de parenté.

Pour le jeune médecin à peine sorti des écoles, et livré à lui-même, que d'illusions perdues ! que d'espérances déçues ! Confiant dans la parole de ses maîtres, il cherche avec confiance leur enseignement, mais quel ébranlement dans son esprit ne doivent pas produire des paroles de la nature de celles-ci prononcées au sein même de l'Académie de médecine : — « Le rhumatisme aigu ou chronique, articulaire, fibreux, musculaire, simple ou goutteux, est une des maladies qui, à cause de son opiniâtreté, des douleurs atroces qu'elle occasionne souvent, et des déformations qu'elle détermine quelquefois, mérite le plus la sollicitude des médecins. De toutes les formes morbides que nous venons de mentionner, l'arthrite aiguë est celle que l'on parvient le plus *facilement à guérir; on n'a, pour ainsi dire, que l'embarras du choix pour adopter une méthode curative favorable.* La saignée plus ou moins abondante, ou pratiquée coup sur coup, le tartre stibié, le sulfate de quinine et le nitrate de potasse donnés à haute dose ou à dose contre-stimulante, sont les moyens qui se *disputent la conviction des praticiens modernes*, et à l'efficacité desquels ils ont nécessairement recours, lorsque la maladie a *une incontestable gravité.* L'expectation, dans ce cas, serait impardonnable, car ce qu'il importe le plus dans cette terrible affection, c'est d'empêcher son passage à l'état chronique, et d'éviter les altérations nombreuses et variées qui en sont les suites (1). »

Ce rapport a donné lieu à une discussion de laquelle la vérité scientifique est sortie victorieuse aux yeux de tous les médecins impartiaux. Non, mille fois non, *les différents moyens* dont il vient d'être question, ne se disputent pas la *conviction* de tous les praticiens modernes, — l'indifférence de quelques-uns, soit. La conviction ne peut résulter que d'une *démonstration*, et une affirmation jetée du haut de la tribune académique ne peut être considérée comme telle. Je ne puis, pour mon compte, protester

(1) *Bulletin de l'Académie de médecine*, tome xv, page 665. — Séance du 30 avril 1850.

avec trop d'énergie contre les allégations de quelques médecins qui disent « que l'on a objecté *avec raison* que les relevés statistiques ne donnent pas des chiffres plus défavorables pour la médication quinique que pour les autres traitements. *Ce sujet réclame de nouvelles recherches.* » — Mais on ne peut avoir dit cela *avec raison,* la chose n'étant pas démontrée même pour l'auteur, puisqu'il déclare que *de nouvelles recherches sont nécessaires.*

Je n'ai pas à revenir ici sur les documents que j'ai rapportés dans ce travail, et les conséquences qui en découlent; l'une d'elles est que, sous l'influence d'un traitement que j'ai déjà fait connaître en partie du moins, les manifestations cérébrales sont *extrêmement rares* pendant le cours du rhumatisme articulaire. Sur QUINZE CENTS cas au moins de cette maladie observés depuis vingt-huit ans dans les salles de clinique de la Charité, il ne s'en est trouvé que QUATRE ou CINQ, dans lesquels soient survenus les accidents caractéristiques d'une méningite. — Ces chiffres sont-ils les mêmes que ceux de M. Vigla, qui nous déclare que sur SOIXANTE-CINQ malades affectés de rhumatisme articulaire aigu, il a constaté les complications cérébrales UNE FOIS SUR TREIZE. Le lecteur se souvient que les rhumatisants de M. Vigla sont soumis à la médication par le sulfate de quinine.

Les partisans de ce médicament nous disent que le rhumatisme cérébral a été observé par quelques auteurs, à une époque où il n'était pas employé, mais ils ne peuvent ignorer que ces accidents se multiplient singulièrement de nos jours, et que la plus *grande partie* des malades, dont on rapporte les observations, avaient pris *du sulfate de quinine.* Ainsi en 1857, à l'occasion d'un rapport de M. Sée à la Société des hôpitaux, tout le monde est venu apporter des exemples de complications cérébrales dans le cours du rhumatisme; mais qu'on relise avec soin ceux de MM. Woillez et Becquerel, et il sera facile de constater des conditions complétement étrangères à la maladie, — ce qui n'empêche pas qu'elles sont passées sous silence, mais, en revanche, on insiste sur l'influence des constitutions médicales!

Je résumerai donc ce qui vient d'être dit sur le rhumatisme cérébral, dans les propositions suivantes :

1° En admettant que, pour la maladie que nous venons d'étudier, les accidents cérébraux soient bien des *coïncidences* et non des *complications,* il est démontré qu'ils sont extrêmement rares, en dehors des conditions étrangères au rhumatisme.

2° La fréquence des manifestations cérébrales n'est pas la même quelque soit le traitement auquel les malades sont soumis; la médication quinique est celle qui fournit le chiffre le plus élevé.

3° Dans un très-grand nombre de cas, on a rattaché à la diathèse rhumatismale du délire qui avait été provoqué, tantôt par l'administration du sulfate de quinine, tantôt par des excès de boissons alcooliques, d'autres fois par des conditions morales qui n'ont pas agi ici autrement que dans toutes les maladies aiguës.

4° Enfin, la doctrine de l'*apoplexie rhumatismale* ne repose que sur de simples conjectures, attendu que les preuves anatomo-pathologiques font défaut, et que les observations rapportées par les auteurs sont des exemples de morts rapides occasionnées par des caillots développés dans les cavités cardiaques.

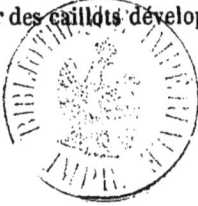

TABLE DES MATIÈRES

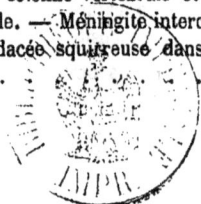

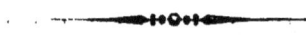

CATALOGUE DES LIVRES DE FONDS

DE LA LIBRAIRIE

ADRIEN DELAHAYE

Paris, place de l'École-de-Médecine, 23.

Nota. — On peut se procurer tous les ouvrages qui se trouvent dans ce catalogue, par l'intermédiaire de MM. les Libraires de France et de l'étranger.

ANNALES DES MALADIES CHRONIQUES

(MÉDECINE ET CHIRURGIE)

ET DE L'HYDROLOGIE MÉDICALE.

RÉDACTEUR EN CHEF : LE DOCTEUR ANDRIEUX (DE BRIOUDE).

Le prix de l'abonnement est : Pour toute la France, 15 fr.
Pour l'étranger,   18 fr.

Le journal paraît tous les mois par cahiers de 3 à 4 feuilles in-8, avec des dessins lorsqu'il y a lieu.

ANNUAIRE GÉNÉRAL

DES SCIENCES MÉDICALES,

Par le docteur CAVASSE.

Ancien interne des hôpitaux de Paris, médecin-adjoint des prisons de la Seine, etc.

Les deux premiers volumes (années 1857 et 1858) sont en vente.
L'année 1859 (3e volume) est sous presse.

Prix du volume grand in-18 compacte de 400 à 500 pages : 5 fr. (*franco.*)

ALLARD, médecin-inspecteur des eaux minérales de Royat et de Saint-Mart, professeur suppléant à l'école de médecine de Clermont, etc. **De la thérapeutique hydrominérale des maladies constitutionnelles, et en particulier des affections tégumentaires externes.** In-8 de 74 pag. Paris, 1860.. 2 fr.

AUBÉ (Ch.), docteur en médecine de la Faculté de Paris. **De l'accouchement prématuré artificiel.** In-4 de 90 pages. Paris, 1859..... 2 fr.

AUBURTIN, docteur en médecine, ancien chef de clinique de la Faculté de médecine de Paris. **Recherches cliniques sur les maladies du cœur,** d'après les leçons de M. le professeur BOUILLAUD, précédées de considérations de philosophie médicale sur le vitalisme, l'organicisme et la nomenclature médicale, par le professeur BOUILLAUD, membre de l'Académie de médecine, etc. 1 vol. in-8 de 458 pages............... 3 fr. 50 c.

BAUCHET, chirurgien des hôpitaux de Paris. **Anatomie pathologique des kystes de l'ovaire et de ses conséquences pour le diagnostic et le traitement de ces affections.** Paris, 1859, in-4 de 162 pag. 3 fr. 50 c.

BAUCHET, chirurgien des hôpitaux de Paris. **Du panaris et des inflammations de la main.** 1859, 1 vol. in-8, 2e éd., revue et augm. 3 fr. 50 c.

BAUCHET, chirurgien des hôpitaux de Paris, etc. **Des lésions traumatiques de l'encéphale.** Paris, 1860, in-8 de 200 pages ...... 3 fr.

BAUDOT (Edmond), docteur en médecine. **Examen critique de l'incubation appliquée à la thérapeutique.** Paris, 1858, grand in-8. 1 fr. 25 c.

BARBASTE. **De l'état des forces dans les maladies,** et des indications qui s'y rapportent. Paris, 1857, 1 vol. in-8 de 170 pages....... 2 fr.

BAYLE. **Encyclopédie des sciences médicales,** publiée sous la direction de M. BAYLE. 40 vol. in-8, avec une table générale de la collection. 70 fr.

BAZIN, médecin de l'hôpital Saint-Louis, etc. **Leçons sur la scrofule,** considérée en elle-même et dans ses rapports avec la syphilis, la dartre et l'arthritis. Paris, 1860, 1 vol. in-8, deuxième édition (*sous presse*).

BAZIN. **Leçons théoriques et cliniques sur les affections cutanées parasitaires,** professées à l'hôpital Saint-Louis, rédigées et publiées par A. POUQUET, interne des hôpitaux, revues et approuvées par le professeur, Paris, 1858, 1 vol. in-8 orné de 5 planches sur acier.... 5 fr.

BAZIN. **Leçons théoriques et cliniques sur les syphilides,** considérées en elles-mêmes et dans leurs rapports avec les éruptions dartreuses, scrofuleuses et parasitaires, professées par le docteur BAZIN, recueillies et publiées par Louis FOURNIER, interne de l'hôpital Saint-Louis, revues et approuvées par le professeur. 1859, 1 vol. in-8............. 4 fr.

BAZIN. **Leçons théoriques et cliniques sur les affections cutanées de nature arthritique et dartreuse,** considérées en elles-mêmes et dans leurs rapports avec les éruptions scrofuleuses, parasitaires et syphilitiques, professées par le docteur BAZIN, rédigées et publiées par L. SERGENT, interne des hôpitaux, revues et approuvées par le professeur. 1860, 1 vol. in-8 de 390 pages....................... 5 fr.

BRACHET, professeur de pathologie générale, membre de l'Académie impériale de médecine, chevalier de la Légion d'honneur, etc. **Traité complet de l'hypochondrie.** 1844, 1 vol. in-8 de 739 pages.   3 fr. 50 c.
Ouvrage couronné par l'Académie de médecine de Paris.

BRACHET. Traité de l'hystérie. 1847, 1 vol. in-8 de 516 pages. .... 3 fr. 50 c.
Ouvrage couronné par l'Académie de médecine de Paris.

BRACHET. Traité pratique des convulsions dans l'enfance. 1837, deuxième édition revue et augmentée. 1 vol. in-8 de 460 pag. 3 fr. 50 c.
Ouvrage couronné par le Cercle médical de Paris.

BRACHET. Traité pratique de la colique de plomb. 1850, 1 vol. in-8 de 295 pages.................................. 1 fr. 50 c.
Ouvrage couronné par l'Académie des sciences de Toulouse.

BRACHET. Études physiologiques sur la théorie de l'inflammation. 1851, 1 vol. grand in-8 de 68 pages................ 1 fr. 50 c.

BRACHET. Physiologie élémentaire de l'homme, deuxième édition, revue et considérablement augmentée. Paris, 1855; 2 vol in-8.... 5 fr.

BROCA, chirurgien des hôpitaux de Paris, professeur agrégé, etc. **Études sur les animaux ressuscitants.** 1860, in-8.

CHARCOT, médecin des hôpitaux de Paris, professeur agrégé, etc. **De la pneumonie chronique.** In-8 de 67 pages et une planche gravée sur acier, 1860.................................... 2 fr.

CULLERIER, chirurgien de l'hôpital du Midi, etc. **Leçons sur les maladies vénériennes,** professées à l'hôpital du Midi, recueillies et publiées par M. Royet, interne de l'hôpital du Midi, revues et approuvées par le professeur. 1 vol. in-8 (*sous presse*).

DELERY, Précis historique de la fièvre jaune, épidémie de 1858. 1 vol. in-8 de 160 pages, 1859.................... 2 fr. 50 c.

DELEAU. médecin en chef de la Roquette. **Traité pratique sur les applications du perchlorure de fer en médecine.** Paris, 1860, 1 vol. in-8.. 4 fr.

DOLBEAU, prosecteur de la Faculté de médecine de Paris, chirurgien des hôpitaux. **Mémoire sur une variété de tumeur sanguine, ou grenouillette sanguine.** 1857, in-8.......................... 1 fr.

DOLBEAU. De l'emphysème traumatique. 1860, in-8.......... 2 fr.

DUCHESNE, docteur en médecine, membre du conseil d'hygiène et de salubrité publique de la ville de Paris, etc. **De la prostitution dans la ville d'Alger depuis la conquête.** 1853, 1 vol. in-8.......... 2 fr.

DURIAU, chef de clinique de la Faculté de médecine de Paris. **Parallèle du typhus et de la fièvre typhoïde,** 1855, in-8 de 55 pages. 1 fr. 25 c.

DURIAU et Maximin LEGRAND. De la péliose rhumatismale, ou érythème noueux rhumatismal, 1858, in-8........ .... 50 c.

DURIAU. Étude clinique sur l'apoplexie de la moelle épinière et sur les paralysies des extrémités inférieures, 1859, grand in-8 de 24 pages .... 75 c.

FAUVEL, interne en chirurgie à l'hôpital de la Charité. La vraie vérité sur M. Vriès, dit le Docteur noir. 1859, grand in-8 de 64 pages, deuxième édition .... 75 c.

FISCHER, interne des hôpitaux de Paris. De la myosite, mémoire couronné par la Société impériale de médecine de Bordeaux, 1859, in-8 de 41 pages .... 1 fr.

FISCHER, De l'exophthalmos cachectique, 1859, in-8 de 48 pages. .... 1 fr. 25 c.

FOUCHER, professeur agrégé à la Faculté de médecine de Paris, chirurgien des hôpitaux. Mémoire sur les kystes de la région poplitée. in-8... 1 fr. 25 c.

FOUCHER. Études sur les veines du cou et de la tête. Grand in-8. 1 fr.

FOUCHER. Des déformations de la pupille, de leurs diverses causes et de leur valeur symptomatique. In-8......................... 75 c.

FOUCHER, chirurgien des hôpitaux de Paris, professeur agrégé à la Faculté de Paris, etc. Traité de diagnostic des maladies chirurgicales, 1 vol. in-8 (sous presse).

FOURCY (Eugène de), ingénieur en chef du corps des mines. Vade-mecum des herborisations parisiennes, conduisant par la méthode dichotomique aux noms d'ordre, de genre et d'espèce de toutes les plantes spontanées ou cultivées en grand dans un rayon de 30 lieues autour de Paris. Paris, 1859, 1 vol. in-18 de 330 pages.............. 4 fr. 50 c.

FOURNIER (Alfred), interne des hôpitaux de Paris. Recherches sur la contagion du chancre. Paris, 1857, in-8 de 110 pages....... 2 fr.

FOURNIER, Études sur le chancre céphalique, 1858, brochure in-8. .... 1 fr. 25 c.

FOURNIER. De la contagion syphilitique, mémoire gr. in-8 de 130 pag. 1860 .... 2 fr. 50 c.

FOURNIER. Voy. RICORD, Leçons sur le chancre.

GENDRIN. Monographie du choléra-morbus épidémique de Paris, rédigée spécialement sur les observations cliniques de l'auteur à l'Hôtel-Dieu de Paris. 1 vol. in-8.............................. 5 fr.

GENDRIN. De l'influence des âges dans les maladies. 1 vol. in-8 de 108 pages.. 1 fr. 50 c.

GENDRIN. Lettres à M. Ducoux sur les eaux minérales. Broch... 50 c.

GENDRIN. Mémoire sur le diagnostic des anévrysmes des grosses artères. In-8 de 70 pages...................... 1 fr. 25 c.

GIACOMINI. Traité philosophique et expérimental de matière médicale et de thérapeutique, traduit de l'italien par les docteurs MAJOR et ROGNETTA. 1 vol. in-8 de 502 pages................... 6 fr.

GUÉNEAU DE MUSSY (Noël), médecin de l'hôpital de la Pitié, chevalier de la Légion d'honneur, etc. **Causes et traitement de la tuberculisation pulmonaire**, leçons professées à l'Hôtel-Dieu en 1859, recueillies et publiées par le docteur WIELAND, ancien interne des hôpitaux de Paris, revues et approuvées par le professeur. 1860, 1 vol. in-8.

GUYON (F.), docteur en médecine, aide d'anatomie de la Faculté de médecine de Paris, etc. **Etudes sur les cavités de l'utérus dans l'état de vacuité**, depuis la naissance jusque dans la vieillesse. 1858, in-4 avec 2 planches....................................... 2 fr.

GUYON. Des tumeurs fibreuses de l'utérus, 1860, in-8 de 139 pages et 1 planche.................................... 2 fr. 50 c.

HARDY, médecin de l'hôpital Saint-Louis, professeur agrégé à la Faculté de médecine de Paris, etc. **Leçons sur les maladies de la peau**, dartres, scrofulides, syphilides; rédigées et publiées par le docteur MOYSANT, ancien interne des hôpitaux de Paris, revues et approuvées par le professeur. 1860, 1 vol in-8. 2ᵉ édition, revue et corrigée..... 3 fr. 50 c.

HARDY. Leçons sur les maladies de la peau, taches, difformités, maladies accidentelles, parasitaires, rédigées et publiées par M. GARNIER, interne des hôpitaux de Paris, revues et approuvées par le professeur. 1859, 1 vol. in-8. 2ᵉ et dernière partie.. .... 4 fr.

HUZAR (Eugène). Recherches sur les bruits de souffle dans les maladies du cœur, travail présenté à l'Académie. Broc. in-8 de 30 pag., 1860. 75 c.

JODIN, médecin du 9ᵉ bureau de bienfaisance de Paris. **De la nature et du traitement du croup et des angines couenneuses**, étude clinique et microscopique, etc. Paris, 1859, in-8 de 39 pages .... 1 fr. 25 c.

JORDAO, docteur en médecine. **Considérations sur un cas de diabète.** 1857, in-4 de 86 pages et 2 planches................ 1 fr. 50 c.

LEFORT, docteur en médecine de la Faculté de Paris, aide d'anatomie à la Faculté de médecine, etc. **Recherches sur l'anatomie du poumon chez l'homme.** 1859, 1 vol. grand in-8 de 130 pag. et 2 planches. 2 fr. 50 c.

LEGOUEST. Des congélations observées à Constantinople pendant l'hiver de 1854-1855. Paris, 1856, mémoire in-8 de 31 pag. 1 fr. 25 c.

LEGOUEST. Études sur les amputations partielles du pied et de la partie inférieure de la jambe. 1856, mémoire in-8 de 54 pages. 1 fr. 50 c.

LEGRAND, docteur en médecine, chef de clinique de la Faculté de Paris. **Sur la grippe**, constitution médicale du 1ᵉʳ trimestre de 1860, in-8. 75 c.

MATTEI, docteur en médecine, professeur particulier d'accouchements, **Etudes sur la nature et le traitement des fièvres puerpérales**, des résorptions purulentes et des résorptions putrides. 1858, in-8 de 5 pages..................................... 1 fr. 25 c.

MATTEI. Des ruptures dans le travail de l'accouchement et de leur traitement. Paris, 1860, in-8 de 92 pages............... 2 50.

MERCIER, docteur en médecine de la Faculté de Paris, etc. **La fièvre jaune**, sa manière d'être à l'égard des étrangers à la Nouvelle-Orléans et dans les campagnes; quelques mots sur son passé et son avenir en Europe, 1860, broch. in-8........................... 75 c.

MOITESSIER, professeur agrégé à la Faculté de médecine de Montpellier. **De l'urine**, thèse de concours pour l'agrégation. 1856, in-4.... 2 fr.

TRAITÉ PRATIQUE
DES MALADIES DE L'UTÉRUS
ET DE SES ANNEXES,
Par le docteur NONAT,

Médecin de la Charité,
agrégé libre de la Faculté de Paris, chevalier de la Légion d'honneur, etc.

1860, 1 fort volume in-8. Prix : 12 fr.

AVEC FIGURES INTERCALÉES DANS LE TEXTE.

NÉLATON (Eugène), prosecteur de la Faculté de médecine de Paris. Mémoire sur une nouvelle espèce de tumeur bénigne des os, ou **tumeurs à myéloplaxes**. 1 vol. gr. in-8 de 373 pag. et 3 pl. col., 1860. 6 fr. 50 c.

OLLIER, docteur en médecine, ancien interne des hôpitaux de Lyon. **De la production artificielle des os au moyen de la transplantation du périoste et des greffes osseuses**. 1859, in-8 de 20 pages... 75 c.
Mémoire lu à la Société de biologie.

PÉAN, docteur en médecine, ancien interne-lauréat des hôpitaux de Paris, etc. De la scapulalgie et de la réaction scapulo-humérale, envisagée au point de vue du traitement de la scapulalgie. Paris, 1860, in-8 de 92 pages et 20 dessins intercalés dans le texte........ 3 fr. 50 c.

PARROT, professeur agrégé à la Faculté de médecine de Paris, etc. **De la mort apparente**. Paris, 1860, in-8 de 80 pages............ 2 fr.

PIORRY, médecin de l'hôpital de la Charité. **Leçons cliniques sur la scrofule**, recueillies par F. Dubiau, chef de clinique de la Faculté. 1857, in-8... 50 c.

POTAIN, médecin des Hôpitaux de Paris, professeur agrégé à la Faculté de médecine. **Des lésions des ganglions lymphatiques viscéraux**. In-8, 1860, 85 pages................................. 2 fr.

RICORD, chirurgien de l'hôpital du Midi, membre de l'Académie de médecine, etc. **Leçons sur le chancre**, professées à l'hôpital du Midi, recueillies et publiées par le docteur A. Fournier, ancien interne de l'hôpital du Midi. Deuxième édition, revue et augmentée. Paris, 1860, 1 vol. in-8 de 500 pages .... 7 fr.

ROCHARD, médecin-adjoint de la prison des Madelonnettes, etc. **Traité des maladies de la peau**. Paris, 1860, 1 vol in-8 .... 6 fr.

ÉTUDES MÉDICALES SUR L'ANCIENNE ROME,

Les Bains publics de Rome, les Magiciennes, les Philtres, etc. L'Avortement, les Eunuques, l'Infibulation, la Cosmétique, les Parfums, etc.

Par M. le docteur Jules ROUYER.

1859, 1 volume in-8. Prix : 3 fr. 50 c.

ROUYER (Jules). **Des vices de conformation du bassin.** Leçons et observations recueillies à la clinique d'accouchements de M. le professeur Paul Dubois, 1855, in-8 de 50 pages.................. 1 fr. 25 c.

ROUYER. Des tumeurs de la région palatine formées par l'hypertrophie des glandules salivaires. In-8 de 24 pages................. 1 fr.

ROUYER. Du traitement des kystes de l'ovaire par les injections iodées. In-8... .... 1 fr.

ROUYER. Étude clinique sur les fongosités de la muqueuse utérine et sur leur traitement par l'abrasion et la cautérisation. 1858, broch. in-4 de 50 pages.................................... 1 fr. 50 c;

SCHEVING, docteur en médecine de la Faculté de Paris, ex-médecin en chef des hôpitaux de Phalzbourg et de Montmédy. **Considérations médico-chirurgicales sur la tumeur blanche.** Examen pathologique, clinique et critique de la tumeur blanche, envisagée particulièrement au point de vue de la pathologie et de la thérapeutique médicales. 1858, in-8 de 160 pages .... 2 fr. 50 c.

SIREDEY, docteur en médecine, ancien interne des hôpitaux de Paris, etc. **De la fréquence des altérations des annexes de l'utérus dans les affections dites utérines.** 1860, in-4 de 96 pages.... 2 fr. 50 c.

STAHL. OEuvres médico-chirurgicales, traduites par les docteurs Blondin, Boyer et Tissot. Montpellier, 1859 et 1860. L'ouvrage formera 8 vol. in-8. Les tomes II et III sont en vente. Prix des deux avec un supplément... 19 fr.

SYDENHAM. OEuvres de médecine pratique, traduites en français sur la dernière édition anglaise par Jault, et revues par Baumès. 2 gros vol. in 8. Montpellier, 1816....................... 4 fr. 50 c.

TÉMOIN, docteur en médecine, ancien interne de la Maternité, etc. **La Maternité de Paris pendant l'année** 1859, in-4 de 96 pages, 1860. 2 fr. 50 c.

THIERRY (Alex.), docteur en médecine de la Faculté de Paris, membre du Conseil général. **De la torsion des artères.** 1829, in-8 de 22 pages et une planche..................................... 1 fr.

THIERRY (Alex.). **Sur l'enseignement et les exercices gymnastiques.** 1848. In-8 de 15 pages............................. 50 c.

THOLOZAN, professeur agrégé à l'École impériale du Val-de-Grâce. **Des métastases.** 1857, 1 vol. in-8 de 124 pages.............. 2 fr.

THOLOZAN. Hématologie (de l'état actuel des connaissances acquises en). 1853, 1 vol. in-4 de 112 pages................... 2 fr. 50 c.

TISSOT (œuvres). Édition du professeur Hallé. 1 vol. in-8 à 2 colonnes de 696 pages................................. 1 fr. 25 c.

TRÉLAT, professeur agrégé à la Faculté de médecine de Paris. **De la nécrose causée par le phosphore.** 1857, 1 vol. in-8 de 120 pages. 2 fr. 50 c.

TRÉLAT. Des fractures de l'extrémité inférieure du fémur. 1854, in-4 de 76 pages.................................... 3 fr. 50 c.

VAQUEZ, docteur en chirurgie de la Faculté de médecine de Paris. **Chirurgie conservatrice du pied,** Mémoire sur l'amputation de M. le professeur Malgaigne (désarticulation astragalo-calcanéenne, ou amputation sous-astragalienne des auteurs); quelques mots sur l'extirpation du calcanéum (opération de Monteggia). Paris, 1859, 1 vol. in-4 de 179 pages, 2 planches lithographiées et 5 figures dans le texte....... 3 fr. 50 c.

VIRCHOW (Rodolphe), professeur d'anatomie pathologique à la Faculté de médecine de Berlin, membre correspondant de l'Institut de France. La syphilis constitutionnelle. Traduit de l'allemand par le docteur Paul Picard, revu, corrigé et considérablement augmenté par le professeur. 1860, 1 vol. in-8, avec figures dans le texte.............. 4 fr.

VULPIAN, médecin des hôpitaux de Paris, professeur agrégé à la Faculté de médecine, etc. Des pneumonies secondaires. 1860, in-8 de 94 pages. 2 fr.

ZIMMERMANN. Traité de l'expérience en général, et en particulier dans l'art de guérir. Nouvelle édition, augmentée de notes par Lefebvre de V... 3 vol. in-8, Montpellier, 1818................ 3 fr. 75 c.

Quelques exemplaires des ouvrages suivants :

BOURGERY. Traité complet de l'anatomie de l'homme, comprenant la médecine opératoire, dessiné d'après nature par Jacob. 1830 à 1855. 8 vol. in-folio, demi-reliure chagrin, fig. noires.......... 600 fr.

— Le même ouvrage, 8 vol. in-fol., demi-reliure bas., fig. col.. 1000 fr.

— Le même, relié en 14 vol., demi-reliure, fig col........... 1050 fr.

— Le même, en feuilles, fig. col .... 1000 fr.

BOYER. Traité des maladies chirurgicales. 4e édit., 11 vol... 50 fr.

— Le même, demi-rel. ch.......................... 70 fr.

DELPECH. De l'orthopédie par rapport à l'espèce humaine. Paris, 1828, 2 vol in-8 et atlas in-fol. de 78 planches............... 25 fr.

—Chirurgie clinique de Montpellier. 1823 à 1828. 2 vol. in-4, fig. 25 fr.

DEMOURS. Traité des maladies des yeux, avec planches coloriées d'après nature. 3 vol. in-8 et 1 vol. in-4 de planches.............. 25 fr.

Dictionnaire des sciences médicales. 60 vol.............. 60 fr.

— Le même, demi-reliure bas......................... 100 fr.

MALGAIGNE, professeur de médecine opératoire à la Faculté de médecine de Paris, chirurgien des hôpitaux, etc. Journal de chirurgie et Revue médico-chirurgicale de Paris. Ces deux collections importantes, publiées par M. Malgaigne, forment 22 volumes grand in-8 (*Journal de chirurgie*, 1843-1846, 4 vol., et *Revue médico-chirurgicale*, 1847 à 1855). Ces deux journaux réunis contiennent un grand nombre de mémoires originaux très importants et des articles critiques fort estimés. Prix de la collection complète, 22 vol .... 50 fr.

RICORD. Clinique iconographique de l'hôpital des Vénériens, recueil d'observations suivies de considérations pratiques sur les maladies qui ont été traitées dans cet hôpital. 1 vol. grand in-4, avec 66 planches coloriées et portrait de l'auteur, relié en demi-chagrin..... 130 fr.

Paris. — Imprimerie de L. Martinet, rue Mignon, 2.

www.ingramcontent.com/pod-product-compliance
Lightning Source LLC
Chambersburg PA
CBHW060610210326
41519CB00014B/3618